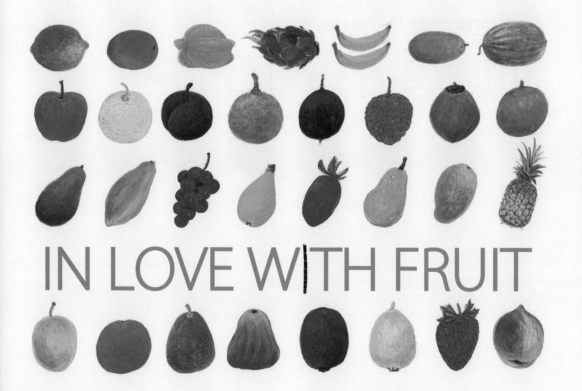

IN LOVE WITH FRUIT

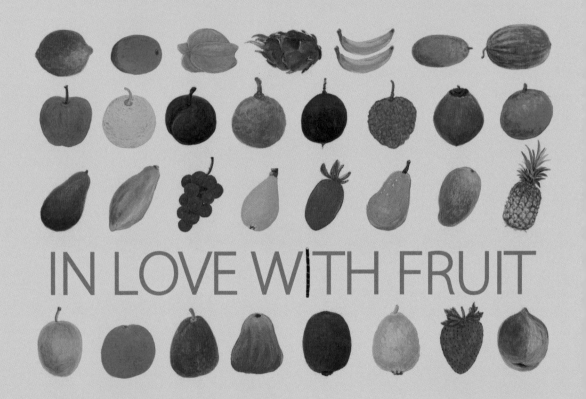

IN LOVE WITH FRUIT

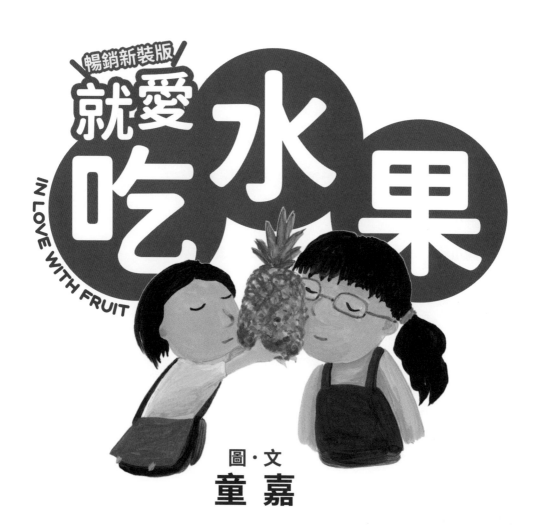

暢銷新裝版

就愛吃水果

IN LOVE WITH FRUIT

圖・文
童嘉

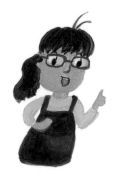

目錄

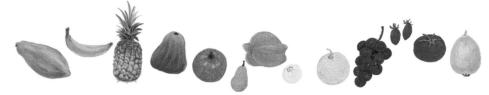

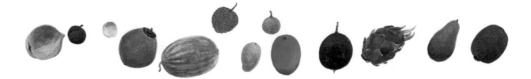

④ 秋季香氣！

⑤ 冬季獨享！

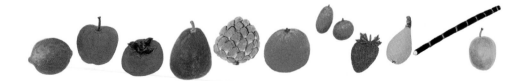

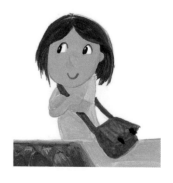

剝水果、切水果，曾經習以為常的事

最初，出版社的朋友跟我提議，來畫一本教人家怎麼切水果的書吧！我以為是開玩笑，就笑著說：「是有人不會切水果喔？」轉頭問身旁年輕的服務生：「你有自己切過哈密瓜嗎？」他說沒有耶，都媽媽切好了。

後來，我真的開始籌畫一本關於教人家怎麼切水果的圖文書，每每別人問起而我據實回答的時候，幾乎都是換得驚訝又好笑的表情——切水果需要教喔？

不然你切過火龍果嗎？嘿……五個有三個沒切過，外傭切的、買來就切好的、在餐廳吃的，另一個說不吃火龍果。每次問完，大家幾乎都會說，所以到底是怎麼切？要削皮嗎？

台灣是水果王國，這點完全不用懷疑，水果不只種類多、四季不斷，說起水果更是許多人童年回憶裡重要的內容，爬到樹上摘芒果吃得滿臉黏答答，偷摘鄰居院子的「拔刺」被罵，鄉下阿嬤家的木瓜、蓮霧、龍眼吃到撐，過年時朋友送來貴森森的水蜜桃，還有母親獨門配方醃李子……等，隨便一種水果，都有好多的話題，聊不完的有趣故事，所以洗水果、削水果、切水果，這些事，對我們來說也都很日常，相當於從電鍋盛飯的難度。

但是，時代的巨輪克哩喀拉快速輾過，時至今日，許多大人小孩都變成趕場大忙人，外食比重增加，吃水果相對被忽略，商人體貼地開始賣起處理好並切片裝在盒子裡（或塑膠袋）的水果，方便也沒有什麼不好，

只是能自己處理是一種樂趣，而且或許更衛生、更新鮮，也有更多的運用方式。大家都不會的時候，會的人就顯得格外厲害，躍升手巧、貼心、多斜槓之首選優秀國民。

基於這樣的動機，於是有關於水果吃法、切法的介紹，但水果切之前也是要洗，洗之前也是要買，買之前也是要挑，挑之前最好了解一下身家歷史，所以本書利用小小篇幅，以最淺顯易懂的圖文方式，介紹各種水果的小故事、基本介紹，相當於相親時提出的簡單履歷，以及洗洗剝剝切切等方法，不會太難，也不會太麻煩，力求第一次切水果就上手，不管多忙，花個幾分鐘也還 OK 的日常。

台灣水果在眾多神奇的專家與果農長久努力下，品質令人驚嘆，許多水果幾乎四季都可以吃到，本書總共收集台灣產水果三十餘種，依照全年都有與四季依序來編排，可以挑著看，試著做，也可以當故事書或繪本來讀，可以大人自己閉門切瓜，也可以親子互動，一起擺盤吃果樂，總之，《就愛吃水果》既是工具書，也是水果小知識入門，希望生活在台灣的我們，不論在哪個年代，一個人也好，一家人、一群人都好，可以好好享用這個島嶼的水果盛宴。

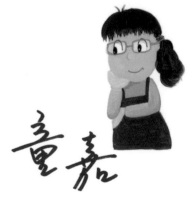

童嘉

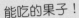
水果書也要說明書！

★這本書的內容是關於水果的基本介紹、吃水果的訣竅，不會太複雜。

能吃的果子！

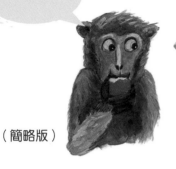

大約是介於這兩者之間的簡單說明！

進口的美國華盛頓五爪蘋果一顆 XX 元……，外表鮮紅口感鬆脆、甜中帶酸。

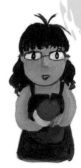

（簡略版）

（嚴謹版）

★話說現代人，吃過豬肉未必看過豬走路（豬也很少在路上走），看到水果時，常常已經是切好一盤或是一盒、一袋，所以如果有人沒見過水果原來完整的樣子，也就不奇怪了。

要買什麼水果？

那個叫做鳳梨和哈密瓜。

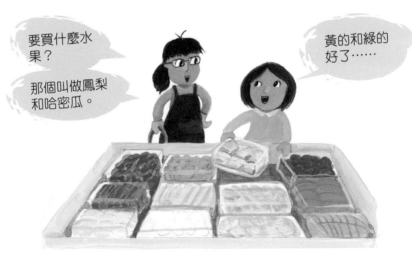

黃的和綠的好了……

所以，這本書會好好介紹水果的樣子，像是原來長什麼樣子，被切開以後變怎麼樣。

★這本書只是說明最基本的切法，實用方便就好，沒有要教你雕花。

每家切法、吃法各有巧妙不同，有祖傳，也有是習慣，歡迎指教、補充，大家也可以試試自己沒用過的方法，說不定會有新的體驗喔！

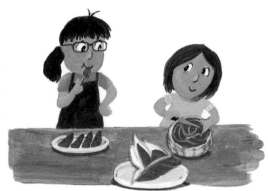

還用妳說，難道有人不知道西瓜怎麼切？

搞不好就有！

喂，妳切錯了，西瓜哪有人切這個方向……

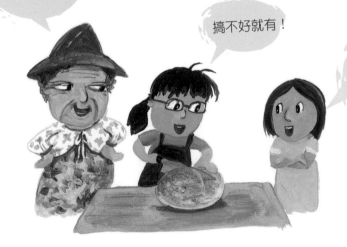

總之，本書的宗旨就是水果是好物，台灣一年四季有各式各樣的水果，不多吃好可惜。因為水果通常是生食，衛生第一，能自己處理當然最好，既新鮮又可以減少各種包裝的浪費，健康又環保。

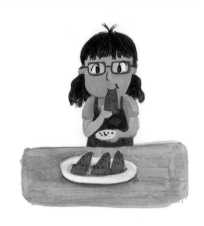

吃水果的必備好幫手

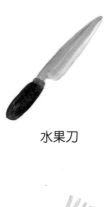

水果刀

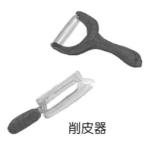

削皮器

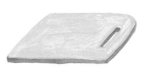

水果砧板

衛生考量，最好是水果
專用，千萬不要和切肉
的混用。

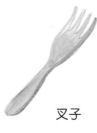

叉子

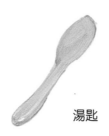

湯匙

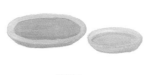

盤子

負責分享吃水果小常識與方法的人

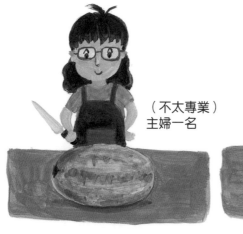

（不太專業）
主婦一名

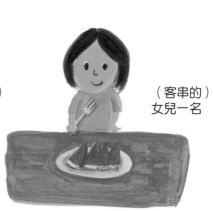

（客串的）
女兒一名

就是作者本人（減齡 20 歲）

工讀生（詳見右頁說明）

事情是這樣的……

①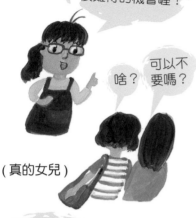

嗨！妳媽今年要畫一本吃水果的書，讓妳們一起參加，很難得的機會喔！

啥？

可以不要嗎？

（真的女兒）

②

好吧……那就不勉強。

拜託啦……幫忙一下不行嗎？

我們有自己的想法，不想被擺布。

我們很忙耶！

讓我主演還可以考慮…

不付我們加班費嗎？

（溝通失敗）

③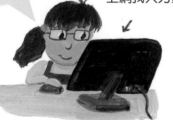

難道沒有女兒這種職務嗎？

上網找人力銀行

④

女兒應徵處

待優福利住 免加班

（門可羅雀）

⑤

Hello，同學！

終於有路人經過

⑥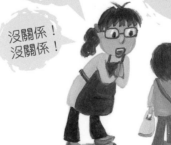

恭喜妳被選中年度「水果女兒」，可以在書中客串演出。

可是我星期一上午、星期二中午、星期三下午、星期四晚上和週六，這幾天不行喔！

沒關係！沒關係！

（順利找到一名工讀生擔任女兒一角）

Abundant All Year

1 全年都有！

香蕉的鵝黃、木瓜的橘紅、鳳梨的金黃、

芭樂的鮮綠、蓮霧的朱黑……，

台灣水果宛如珠光寶盒般閃閃發亮，

讓人目不暇給；舌尖上的甘甜口感層次，

不是一個甜字能夠形容的。

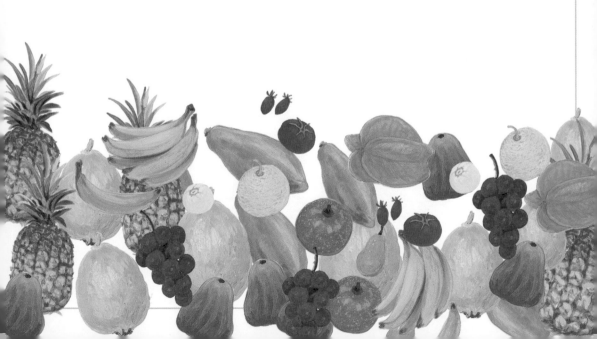

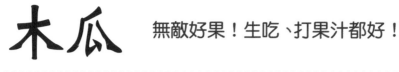

木瓜

無敵好果！生吃、打果汁都好！

papaya

很少水果像木瓜這樣，

在鄉間走過來逛過去都會遇到，

好種會生，全年買得到，家常又受歡迎，

堪稱國民天后級的無敵好果。

紅極一時的木瓜牛奶，

更是許多人童年的美好回憶。

因為江湖傳言有豐胸之效，

青木瓜涼拌、煮湯、入菜也都大受歡迎。

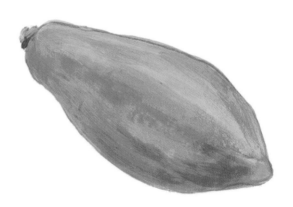

瓜熟看蒂頭、瓜重甜度高

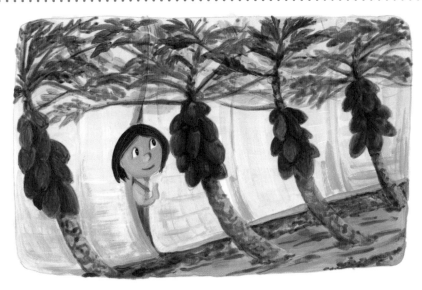

厲害的果農把木瓜樹改良成矮矮的種在網室裡，掛蚊帳種木瓜成為台灣獨步全球的栽培方式。

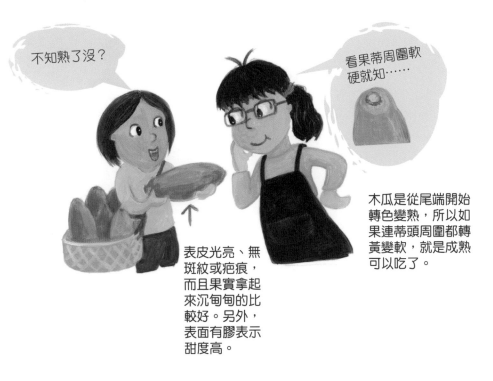

不知熟了沒？

看果蒂周圍軟硬就知……

表皮光亮、無斑紋或疤痕，而且果實拿起來沉甸甸的比較好。另外，表面有膠表示甜度高。

木瓜是從尾端開始轉色變熟，所以如果連蒂頭周圍都轉黃變軟，就是成熟可以吃了。

木瓜開吃了，可以很豪邁地吃！

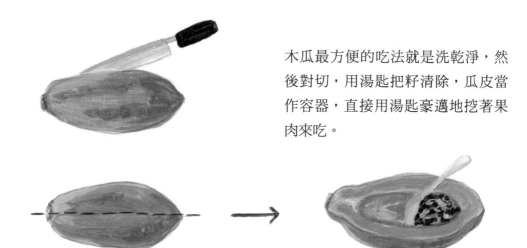

木瓜最方便的吃法就是洗乾淨，然後對切，用湯匙把籽清除，瓜皮當作容器，直接用湯匙豪邁地挖著果肉來吃。

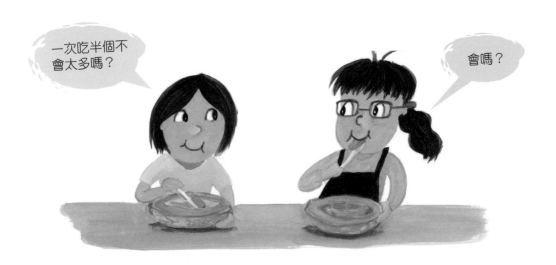

Memo

還沒熟的木瓜放室內陰涼處即可，熟了的木瓜，可以用報紙包起來放在冰箱保存兩、三天。

當然，也可以很秀氣地吃！

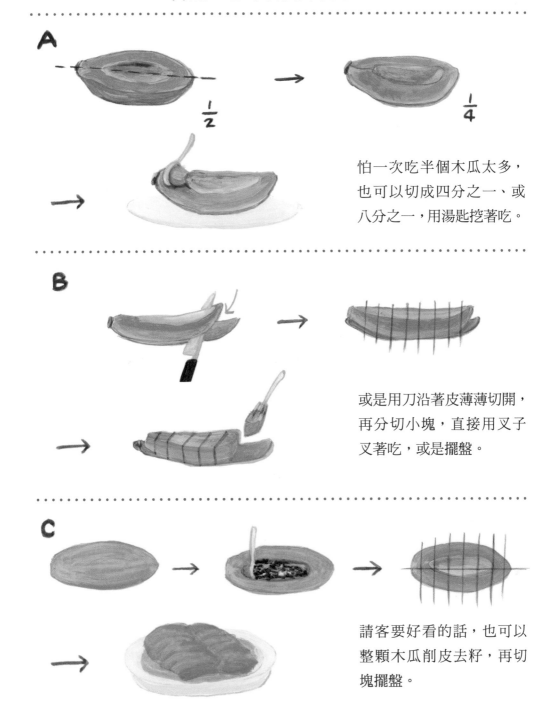

A

$\frac{1}{2}$

$\frac{1}{4}$

怕一次吃半個木瓜太多，
也可以切成四分之一、或
八分之一，用湯匙挖著吃。

B

或是用刀沿著皮薄薄切開，
再分切小塊，直接用叉子
叉著吃，或是擺盤。

C

請客要好看的話，也可以
整顆木瓜削皮去籽，再切
塊擺盤。

小確幸的木瓜甜湯，簡單好吃！

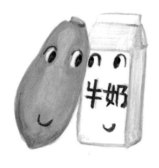

木瓜和牛奶是
天生好搭檔！

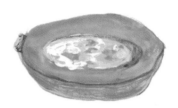

可以淋牛奶或直接倒入牛
奶一起用湯匙挖著吃。

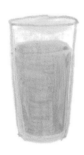

木瓜加糖、鮮奶、水，
可以打成木瓜牛奶。

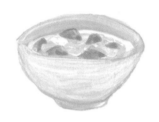

或做木瓜西米露。

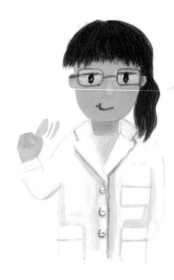

江湖傳言，木瓜
可以豐胸，真假
難辨。其實大小
天註定，吃多了
全身都豐滿，不
會只豐局部。

營養師說這是江湖傳言，
沒有直接證據啦！

精緻木瓜甜湯，賞心悅目又厚功！

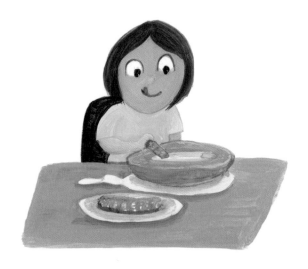

「木瓜杏仁露盅」可是大飯店的有名甜點喔！

把溫熱杏仁茶倒在木瓜裡。

奉上一碟油條，是用來沾著吃的！

Memo

木瓜成熟時風味香甜醇厚，富含酵素，能夠促進腸胃蠕動，幫助消化吸收，是容易便秘者的最愛。

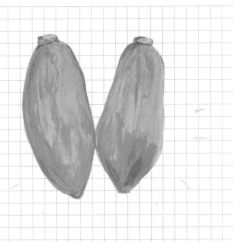

香蕉

最親民！速充能量、營養滿點

banana

香蕉到處都有種，四季都有生，

幾乎全年無休，就像 7-11 一樣。

香蕉剝皮容易，是懶人的最愛，

能幫助運動員迅速補充能量，

也可助排便，

營養豐富又不貴，

簡直就是老天爺對平民的恩賜。

要說對人類最友善的水果，

實在非香蕉莫屬。

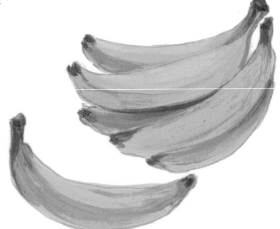

香蕉怎麼吃才高明？

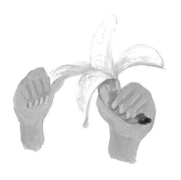

香蕉的吃法經由祖先的傳授，難得的具有高度共識，不用洗、不用切、不用削皮，用手剝開來就可以吃。

不是都從頭開始吃嗎？

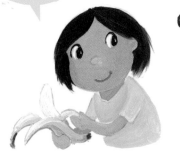

①

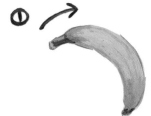

但是，也是有猴子表示：我們跟你們才不一樣呢！

從尾巴開始吃才高明！

要從哪一頭開始剝，其實見猴見智，基本上熟一點的從頭好剝，青一點的從屁股容易剝，就自己看著辦吧！

②

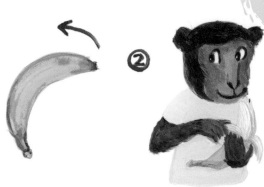

香蕉是美人胚，要小心呵護！

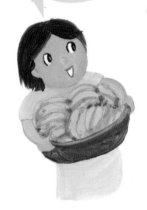

妳看我男友阿嬤
自己種的香蕉，
送我們一大堆，
趕快冰起來……

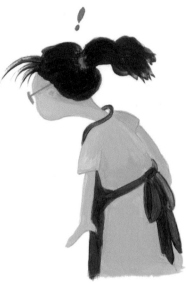

喔～香蕉不能冰喔，
一冰就會黑掉變軟。

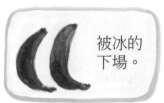

被冰的
下場。

這麼多哪吃得完啊……

只好～

1. 努力多吃一點。
2. 分給親朋好友。
3. 剝皮放冷凍。
4. 做成甜點。

Memo

香蕉不耐碰撞，選購、運
送都要小心輕放，保鮮期
又很短，要吃要趕快，不
然一旦熟了，就跟人一樣，
青春小鮮肉老了就長斑。

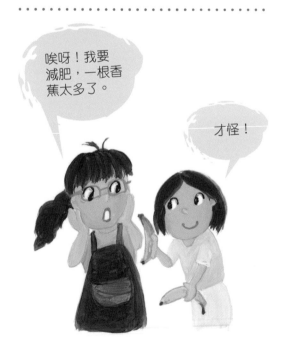

唉呀！我要
減肥，一根香
蕉太多了。

才怪！

分食香蕉甜蜜蜜

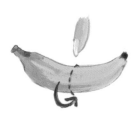

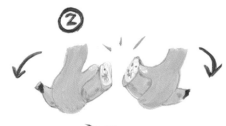

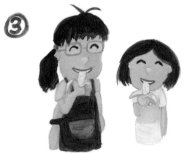

如果要分食的話，在香蕉皮中間用指甲輕輕畫一圈，就能輕鬆剝成兩段，這樣兩人都有皮有肉，吃起來很容易。

一人吃一半，感情不會散！

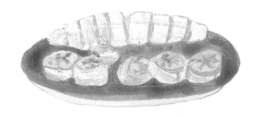

香蕉因為剝開後遇空氣容易變色的特性，所以一般都直接吃，即使切開擺盤，也不宜放太久。

以前我們小時候，香蕉船是西餐廳才有的高級甜點！

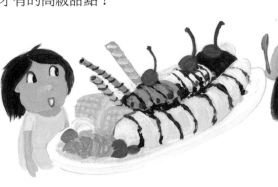

結果不只吃了香蕉，還多吃了冰淇淋、餅乾、巧克力醬……

鳳梨　神氣「旺來」甜酸人人愛

pineapple

因為名字取得好而被膜拜的農產品，

鳳梨（旺來）和蘿蔔（好采頭）可以並列前兩名。

夏季盛產的鳳梨是長在地上的，

台灣現在幾乎一年四季都有，

改良品種像是牛奶鳳梨、金鑽鳳梨、

香水鳳梨等等多不勝數，

使得鳳梨先住民，還要特別宣揚

自己是「台灣土鳳梨」，以示區隔。

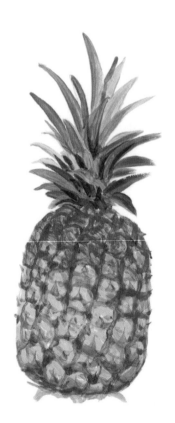

削鳳梨，水果攤老闆義不容辭！

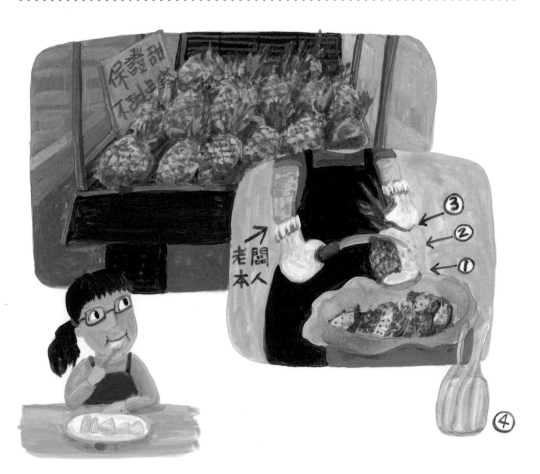

以前，削鳳梨皮是水果店老闆的工作，一手握住鳳梨葉子，神乎其技地用很銳利的刀子把頭部切掉，再繞一圈把皮削好，最後切斷尾部放入袋中，重點是手不可以摸到果肉，這樣才衛生。

Memo

基於環保與健康考量，建議鳳梨削好盡量裝在玻璃容器，避免使用塑膠袋。

光看鳳梨外觀，還無法斷定熟了沒

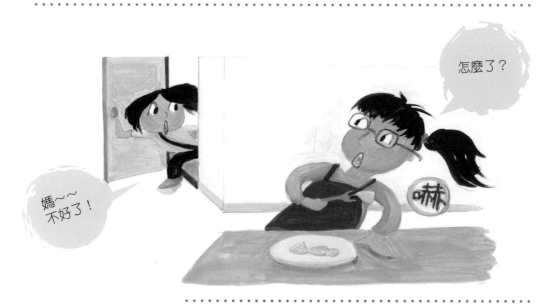

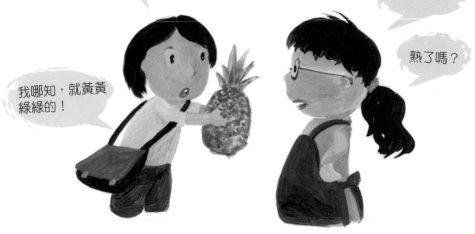

鳳梨成熟與否，先聞再拍打

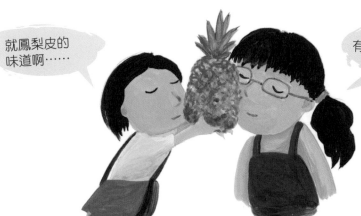

就鳳梨皮的味道啊……

有香就是熟了！

聞聞看……

聽聽看它是不是好鳳梨……

妳幹嘛打它？

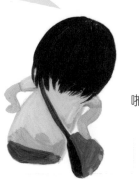

啪啪啪

「碰碰碰！」像打鼓的聲音，不是硬繃繃的聲音，應該不錯，而且果目看起來大又明顯，是好鳳梨的長相。

妳媽是誰！

妳會切嗎？

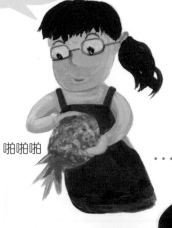

鳳梨的家常切法

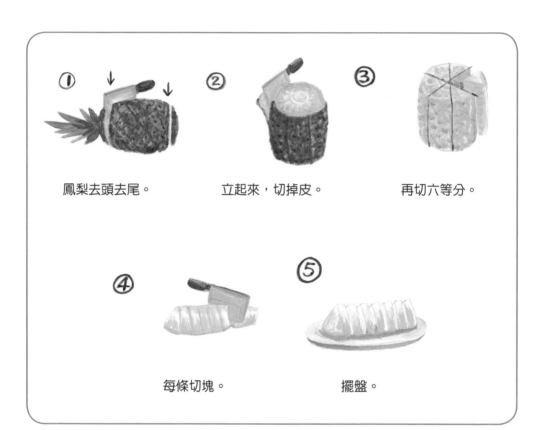

① 鳳梨去頭去尾。

② 立起來,切掉皮。

③ 再切六等分。

④ 每條切塊。

⑤ 擺盤。

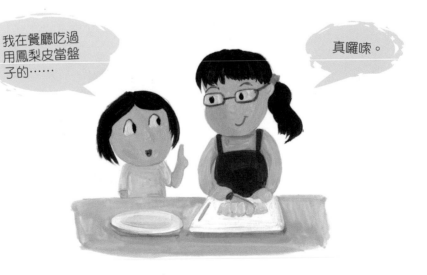

我在餐廳吃過用鳳梨皮當盤子的……

真囉嗦。

考驗刀工的鳳梨擺盤

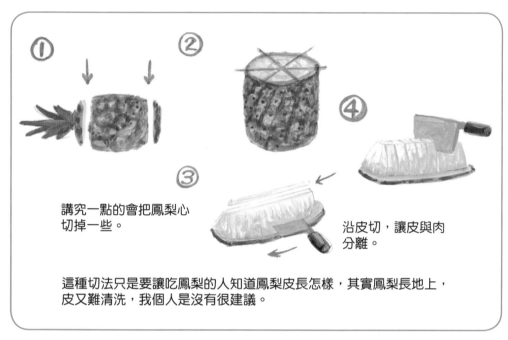

① ② ④

③

講究一點的會把鳳梨心切掉一些。

沿皮切，讓皮與肉分離。

這種切法只是要讓吃鳳梨的人知道鳳梨皮長怎樣，其實鳳梨長地上，皮又難清洗，我個人是沒有很建議。

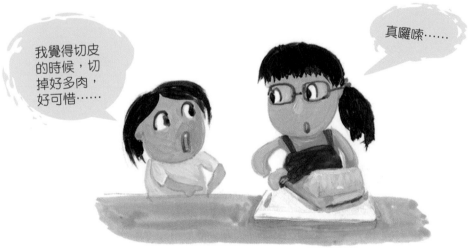

真囉嗦……

我覺得切皮的時候，切掉好多肉，好可惜……

削皮時，為了切掉那些果目而削掉好多果肉，是不得已的做法，但確實滿可惜的。其實有一種比較節省的切法，是只薄薄的削掉一層皮，然後……

最不浪費鳳梨的切法

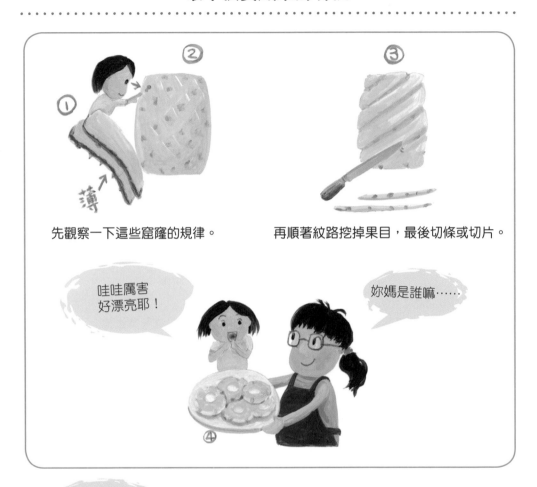

先觀察一下這些窟窿的規律。

再順著紋路挖掉果目，最後切條或切片。

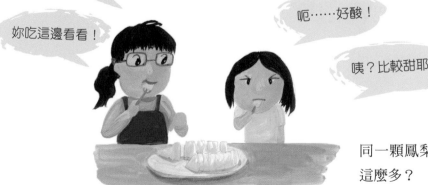

一顆鳳梨頭甜尾酸兩種滋味

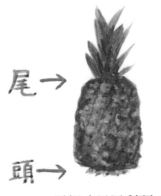

尾→

頭→

這裡才是鳳梨頭！

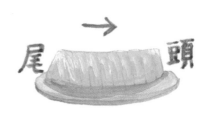

尾→　　頭

所謂「鳳梨頭，西瓜尾」意思就是說鳳梨的頭那邊比較甜。

所以吃鳳梨的話，通常會建議從尾巴那邊開始吃，這樣才會越吃越甜。

左右各吃一塊不就知道了……

切好放在盤子，誰知道哪邊是頭啊？

妳在幹嘛？

嘖嘖～好奸詐，都挑鳳梨頭！吃太多小心胃酸過多……

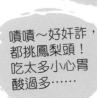

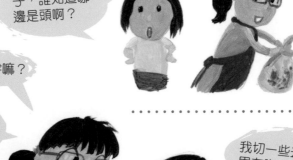

我切一些去給男友吃。

蓮霧

減肥聖果！怎麼吃都不會胖

....

wax apple

外來種的蓮霧，原本是夏季水果，

但在調節產期的技術操作之下，

變成冬季收成較多。

蓮霧富含多種維生素、礦物質和纖維質，

而且高達百分之九十是水分，

號稱吃再多也不會胖，

深受（想要）減肥者青睞。

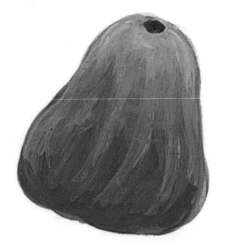

蓮霧是「逆轉人生」的典範

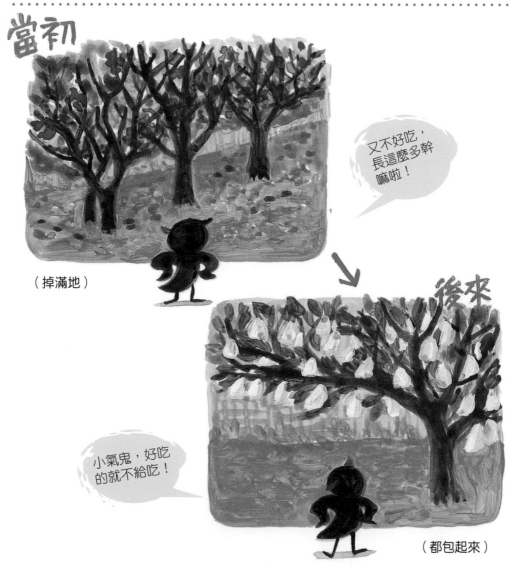

（掉滿地）

（都包起來）

長得像小風鈴的漂亮果子，三百多年前從南洋來到台灣，本來普普通通只有小鳥賞光，盛產時掉滿地都沒什麼人撿。

後來在台灣天才果農的培育改良，神乎其技的嚴格管控生長過程，打造出黑珍珠、黑鑽石、黑金剛、黑翡翠等黑字輩禮品級蓮霧，價格翻了好幾翻！

挑好吃的蓮霧有古錐台語口訣！

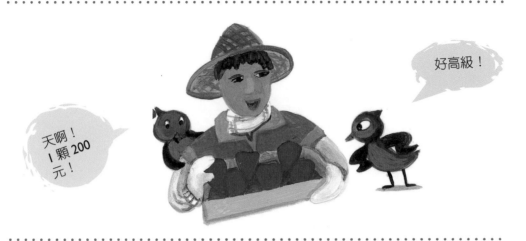

好高級！

天啊！
1 顆 200
元！

好吃的蓮霧怎麼選？

「黑透紅、肚
臍開、皮幼幼、
粒頭飽」。

（台語口訣）

意思是說，果皮顏
色暗紅透黑、底部
肚臍開闊、表皮光
澤、頭頂圓滿的，
具備這些條件會比
較脆甜又多汁。

（翻成白話文）

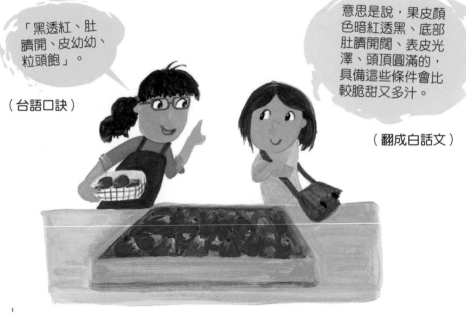

Memo

蓮霧皮細而果脆，很怕碰撞，一有裂痕就容易發霉。
買回來要冰，要吃的時候才洗。

蓮霧肚臍切法，有派別之分！

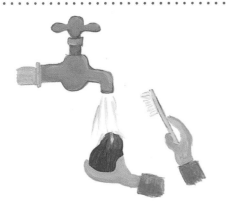

務必用清水沖洗。

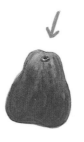 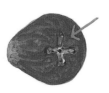

頭和底部容易藏污納垢，記得要切除！

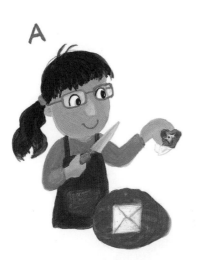

傳統刀切派：向下斜切四方形角椎體，方便拿出臍部。

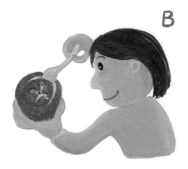

現代技術派：徒手用鐵湯匙挖。

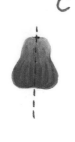 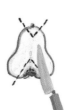

主流切法派：先對切，然後以三角形切去頭尾。

梨子

清甜多汁，不想「孔融讓梨」

pear

梨子和許多重口味的水果相比，

算是相當清甜的。生吃、榨汁可以

清肺熱，入菜、入藥也可以滋補五臟。

本屬溫帶水果的梨子，

進口的都很貴，

台灣果農移花接木越種越厲害，

梨子品種多到不行，

而且改到品質不輸日本、韓國，

價格也越來越平易近人。

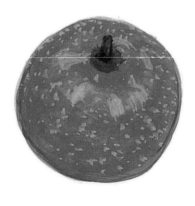

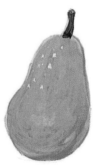

厲害高接梨，接出平價水梨

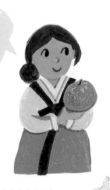

我同學去韓國玩，說韓國的梨子又大又好吃！

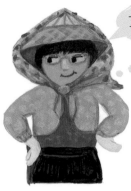

了不起！

有比我們的高接梨厲害嗎？

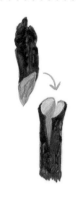 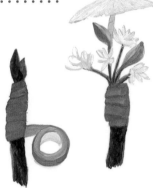

高海拔梨樹的芽，插在低海拔梨樹的枝上；等開花，再人工授粉。

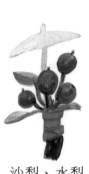 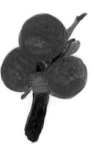

撐傘保護，疏果防太擠，套袋防蟲害。

沙梨、水梨、鳥梨……，光是高接梨就接出好多種……

梨繁不及備載

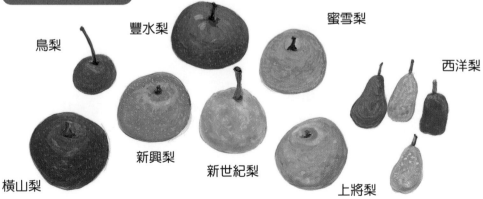

鳥梨

豐水梨

蜜雪梨

西洋梨

橫山梨

新興梨

新世紀梨

上將梨

有核的水果，就是要這麼切！

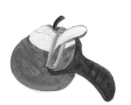

清洗乾淨削皮。

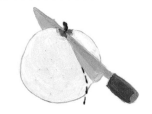

對切。

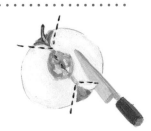

切去兩頭的梗和蒂。

A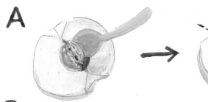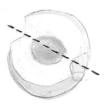

A 用湯匙挖去果核

再對切成更小塊後，美美擺盤。

B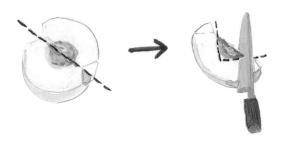

B 先對切

再用刀子切去果核 (可依喜好切更小片)。

A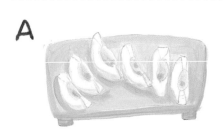

B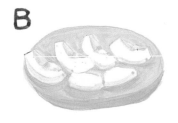

A 或 B 這兩種去核方法都可適用於梨子或蘋果這類有果核的水果，切片後形狀會不太相同，純屬個人喜好。

Memo

傳統燈泡狀的西洋梨（不是省電燈泡那一款）也是進口梨子的大宗，近年來已經慢慢打入台灣市場。

在古書中，梨子就名聲響亮！

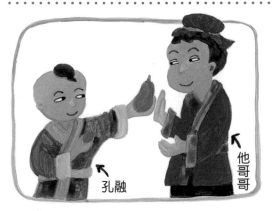

孔融　他哥哥

不知為何從小時候到現在，課本或成語字典裡畫的「孔融讓梨」，幾乎大部分都是讓這款梨子。

（心中小小的疑惑）

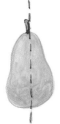 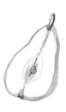 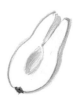 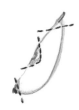

西洋梨通常是挑軟的吃，有的品種皮薄不澀，可以不用削皮直接吃，皮粗一點的最好要削皮。

去果核的方式大同小異，可以在對切時用湯匙挖，或是 1/4 時用刀子切。

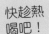
快趁熱喝吧！

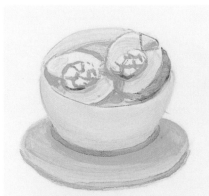

民間流傳冰糖梨子，可以止咳潤肺。

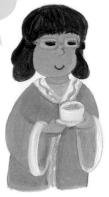 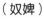 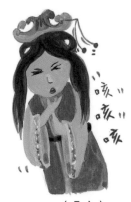

（奴婢）　　　（公主）

梨子洗淨對切去掉果核，放入碗中，加冰糖和水（也可以加川貝粉），隔水蒸 30 分鐘即可，熱食才有效。

楊桃

摘星月來吃，多汁又解渴

carambola

楊桃早在清朝時代就引進台灣栽培，

相當本土化，果樹好種容易長，

是許多尋常人家庭院樹種。

又因為橫剖面是可愛的星星形狀，

因此有「星星果」（star fruit）的暱稱。

楊桃含水與含糖比例高，

味道酸酸甜甜，多汁，

傳說具有潤肺、止咳、顧氣管、

治療喉嚨沙啞的功效，中醫很推崇。

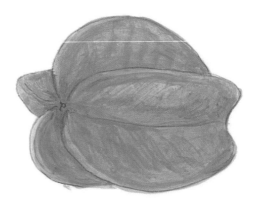

楊桃汁是歷久彌新的古早味

楊桃汁是許多人小時候的回憶，現在也還是有很多夜市、老街有在賣古早味楊桃汁。

大桶大桶裝著滿滿醃到變土黃色的楊桃是店鋪主視覺。

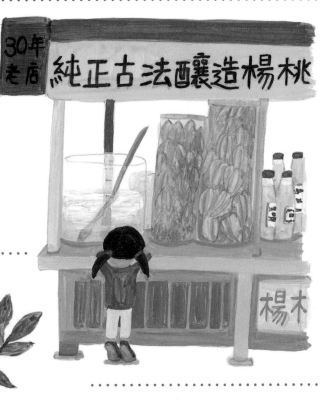

苗栗卓蘭白布帆村生產的軟枝楊桃，在日夜溫差大，與來自雪山濕冷東風的吹拂下，風味特殊皮薄汁多，甜中帶酸又不澀，是楊桃界珍品。

可惜外型稍差，加上不耐久放，不利市場競爭，產量越來越少，只有內行熟客有吃到。

Memo

台灣楊桃品種有分甘味種和酸味種，前者主要是生吃，後者比較多加工，像是做成楊桃汁、楊桃醋，或是醃楊桃之類。

不用削皮，清洗、挑選也簡單！

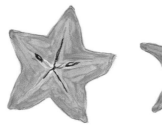 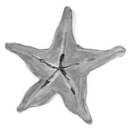

挑選楊桃最好是外表乾淨光亮，稜角厚實，不要瘦瘦扁扁彎彎曲曲的。

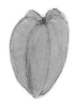

青綠色的楊桃表示還未成　　挑選黃色的較佳。　　偏暗紅則過熟。當果肉變軟
熟，比較酸澀。　　　　　　　　　　　　　　　了，就適合榨汁或醃製。

楊桃皮薄又營養，就跟蓮霧一樣，沒人在削皮的。連皮吃的水果，當然一定要
洗乾淨。

 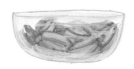 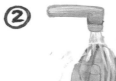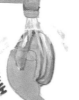 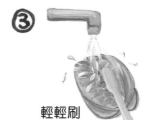

搓搓

輕輕刷

先在水裡浸泡　　　　再用清水沖洗，一邊　　　隙縫或凹陷處卡到灰塵髒
10 分鐘。　　　　　　用手指搓洗乾淨。　　　污沖不乾淨時，可以用毛
　　　　　　　　　　　　　　　　　　　　　　巾或軟毛牙刷輕輕刷除，
　　　　　　　　　　　　　　　　　　　　　　不要太大力刷破皮。

五星稜形果，切法變化多！

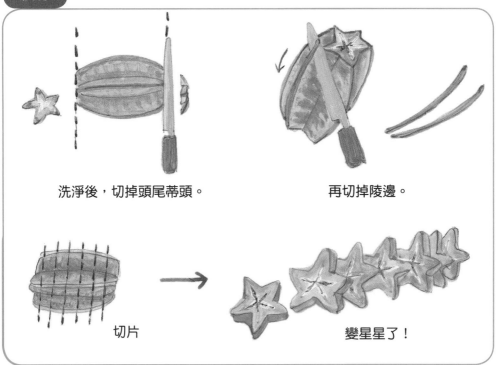

洗淨後，切掉頭尾蒂頭。

再切掉稜邊。

切片

變星星了！

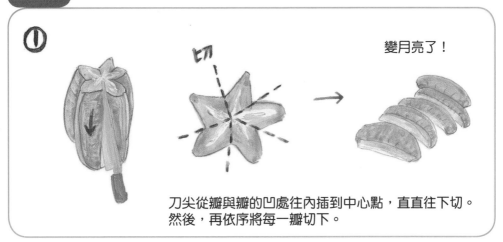

變月亮了！

切

刀尖從瓣與瓣的凹處往內插到中心點，直直往下切。
然後，再依序將每一瓣切下。

愛心、貼心，吃得心花怒放！

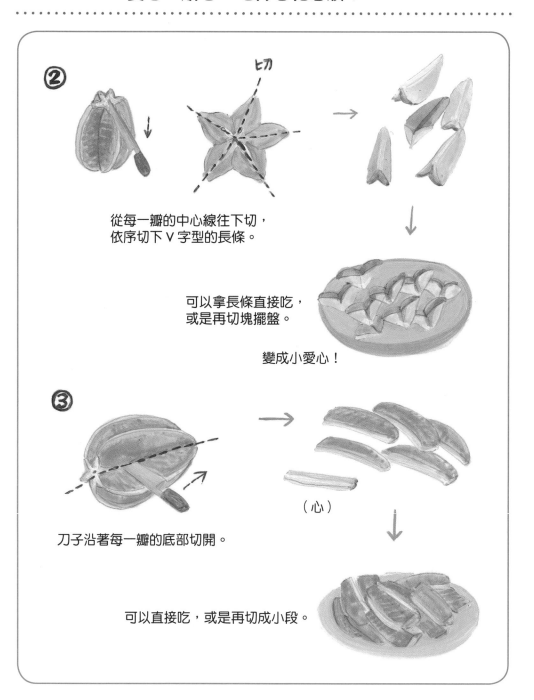

②

ヒ刃

從每一瓣的中心線往下切，
依序切下 V 字型的長條。

可以拿長條直接吃，
或是再切塊擺盤。

變成小愛心！

③

（心）

刀子沿著每一瓣的底部切開。

可以直接吃，或是再切成小段。

沾糖、沾鹽、吃冷、吃熱都不拘

雖然星星造型比較討喜，但楊桃的頭部水分較多、尾部較甜，因此切成長條狀，由酸到甜順著吃，會比較順口。

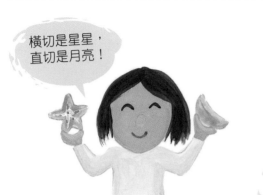

橫切是星星，直切是月亮！

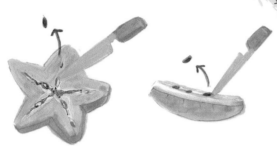

切片後用刀在中間的縫裡掏出籽兒，這樣吃起來更舒服。

我們小時候都是整顆拿起來吃……

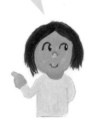

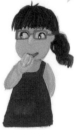

有些人吃楊桃喜歡沾鹽、糖或是梅粉。

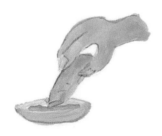

自己煮楊桃湯的話，切塊或切片，加鹽、加糖和水，等水滾再轉換小火煮 30 分鐘，就可以喝了。果肉也可以吃，或是打成果汁再過濾。溫的喝或是冰冷了喝都可以。

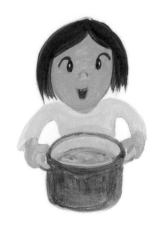

甜瓜

開眼界！甜瓜世界大探索

melon

世界上有苦瓜，當然就有甜瓜，

只是通常我們不說甜瓜，

而習慣說香瓜或是哈密瓜。

很多人不知道，其實傳統香瓜可以連皮吃，

這是吃全食物營養的概念！

台灣瓜農技術非凡，成功栽種洋香瓜，

有溫室直立式、隧道式露地等栽培方式，

防風保濕確保品質優異，而且全年無休，

香味濃郁，果肉糖度 14 度以上，

常是送禮的最佳選擇。

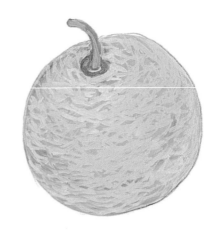

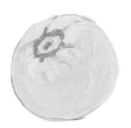

甜瓜何其多，外觀、果肉都不同

小時候年幼無知，以為甜瓜的世界只有香瓜、美濃瓜、哈密瓜，後來才知道不是這樣的……

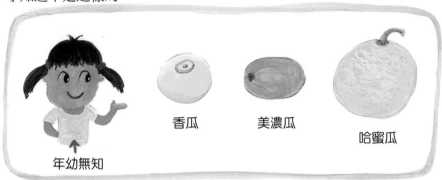

香瓜　　美濃瓜

哈蜜瓜

年幼無知

其實，甜瓜有好多不同的樣子，皮光滑的、穿網襪的，很大顆的、比較小顆的，圓的、橢圓的都有，共同點是香甜多汁。

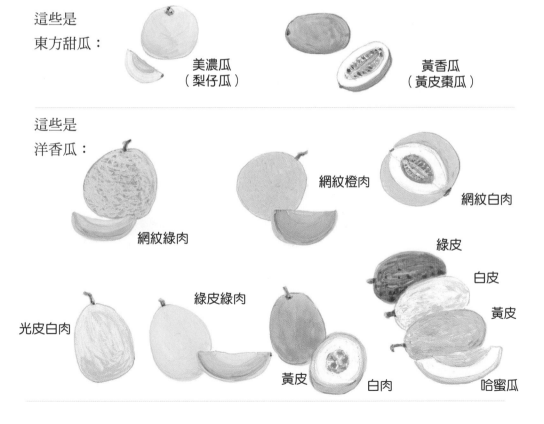

這些是
東方甜瓜：

美濃瓜
（梨仔瓜）

黃香瓜
（黃皮棗瓜）

這些是
洋香瓜：

網紋橙肉

網紋白肉

網紋綠肉

綠皮

白皮

黃皮

光皮白肉

綠皮綠肉

黃皮　　白肉

哈蜜瓜

怎麼挑選好吃瓜？

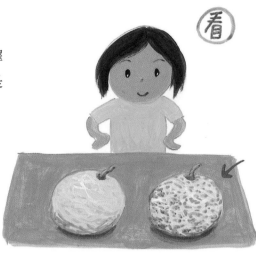

如果是要挑有網紋的瓜種，應選擇網紋密實、紋路立體感好的，才是好瓜。

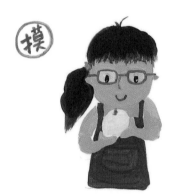

 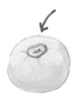

如果是要挑香瓜，皮薄果型飽滿，肚臍較開展，是好瓜的特徵。

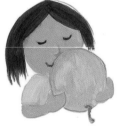

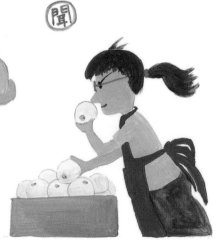

果柄不要過粗，聞起來香氣濃郁的瓜，相對說是比較成熟的。

甜瓜熟成時，怎知？

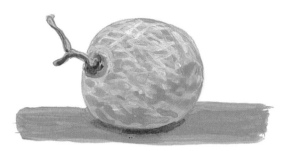

為了運輸上的考量，甜瓜通常還沒成熟就得先採收，如果買回來還沒熟，可以放在室溫下催熟，已經成熟的就可以直接冷藏保存，但最好將瓜側放，以免壓壞頂部與底部。

吃瓜最難在剛剛好的時候切開，最怕一切開……結果……

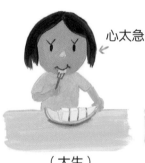

心太急

（太生）

還沒熟吃起來像冬瓜。

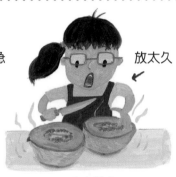

放太久

（太熟）

太熟肉爛爛的好噁心……

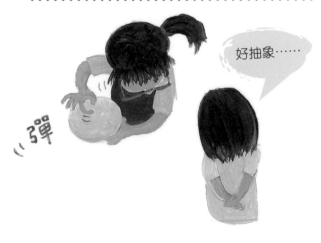

好抽象……

彈

輕彈瓜身，聲音紮實，比較新鮮；如果聲音低沉，可能是存放時間過久了。

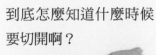

到底怎麼知道什麼時候要切開啊？

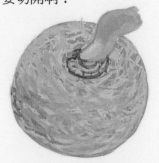

手指按底部，變軟就可以吃了。

香瓜切開後，香氣迷人！

東方甜瓜皮薄，像是香瓜、美濃瓜要這麼吃：

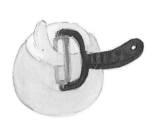 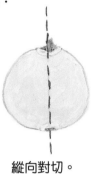

先用水洗淨，再用削皮器整顆削皮。　　　　　縱向對切。

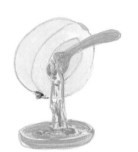 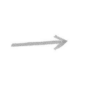

用湯匙挖去籽子。　　　　　　　　　　切去蒂頭和臍眼。

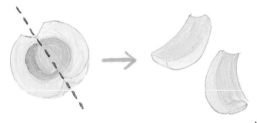 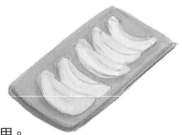

切片擺盤食用。

Memo

皮薄的香瓜連皮一起吃，吃進滿嘴香氣，也吃到了整顆香瓜的養分。
不過，要吃全食物蔬果，最好選擇無毒有機的會比較安心。

擺盤後的哈密瓜，吃相很優雅！

洋香瓜皮厚，像是哈密瓜切法有要領。

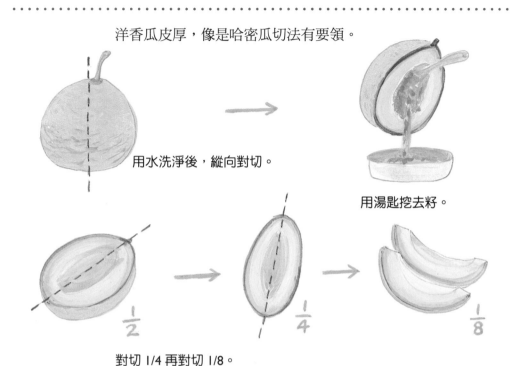

用水洗淨後，縱向對切。

用湯匙挖去籽。

對切 1/4 再對切 1/8。

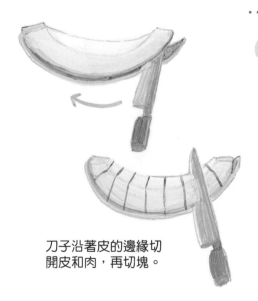

刀子沿著皮的邊緣切
開皮和肉，再切塊。

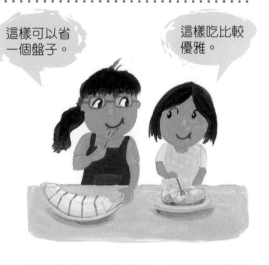

這樣可以省
一個盤子。

這樣吃比較
優雅。

可以直接用皮當盤子，也可以切塊另
外擺盤。

葡萄

宛如紫色寶石的超級水果

grape

神話故事裡眾神的酒杯，

或是「葡萄美酒夜光杯」，

都證明了葡萄是古老又重要的水果，

生吃美味，做成葡萄乾、葡萄酒、

葡萄汁、葡萄果醬，深受眾人歡迎。

台灣栽種的葡萄以巨峰最有名，

因為栽培與冷藏技術發達，

幾乎全年吃得到。

進口葡萄有很多是無籽葡萄，整顆吃好方便。

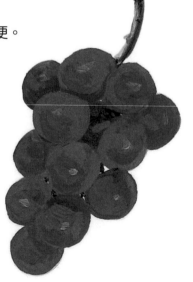

果實飽滿、不掉果的，才是好葡萄

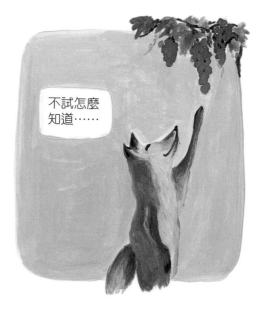

不試怎麼知道……

如果連尾端的都甜，應該就整串都甜了。

「吃不到葡萄說葡萄酸」～～
來自伊索寓言的啟示。

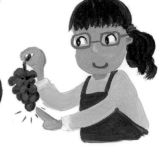

試吃這粒看看……

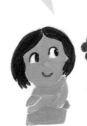

酸的吧？

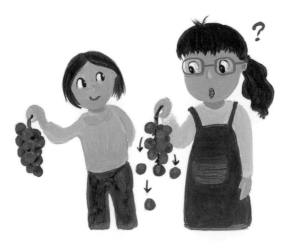

（啊啊啊～～都掉下來了！）

葡萄要選果實飽滿硬實，果皮色澤均勻，外觀無傷疤，果梗新鮮的。

整串提起時，果蒂與果實緊密相連的才是好葡萄。

如何區分果粉和藥斑？

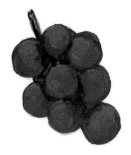

果粉

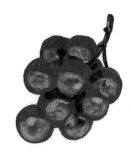

藥斑

水果自然產生的蠟質，能夠保護果實、防止水分散失，並且延長水果貯存的時間。

農藥殘留的白色斑紋，多會集中在果粒的下緣，呈現明顯的圓圈或斑點。

收藏要領：報紙包好放塑膠袋收冰箱冷藏，要吃才洗。

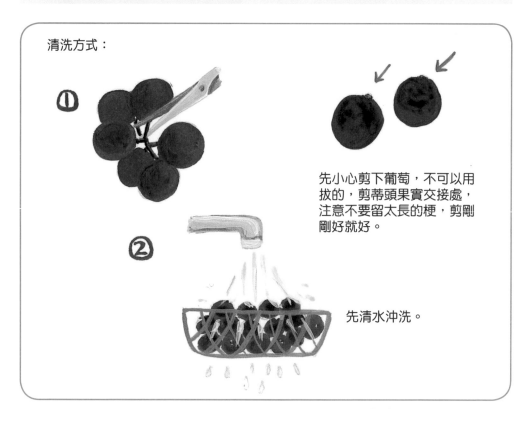

清洗方式：

① 先小心剪下葡萄，不可以用拔的，剪蒂頭果實交接處，注意不要留太長的梗，剪剛剛好就好。

② 先清水沖洗。

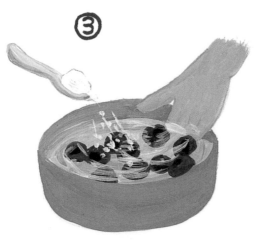

把葡萄放水盆中，水剛好蓋過葡萄，加入麵粉或太白粉，輕輕搓洗，倒掉髒水，再用清水沖洗一次。

鍋蓋或大盤子上鋪一層毛巾，平鋪葡萄一層，稍稍滾動讓毛巾吸乾果實表面的水漬。

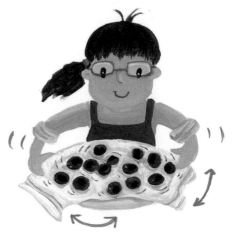

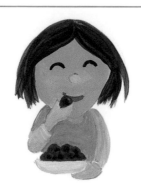

洗乾淨就趕快吃掉吧！

吃葡萄不剝皮，可以這麼吃

葡萄怎麼吃，純屬個人偏好

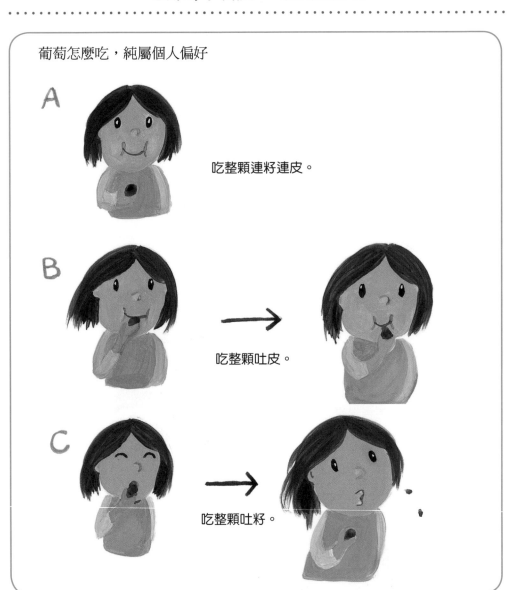

A 吃整顆連籽連皮。

B 吃整顆吐皮。

C 吃整顆吐籽。

Memo

葡萄富含豐富鐵質，據說連葡萄皮、葡萄籽也都很厲害，
防癌、抗老又養生。

剝葡萄皮有訣竅

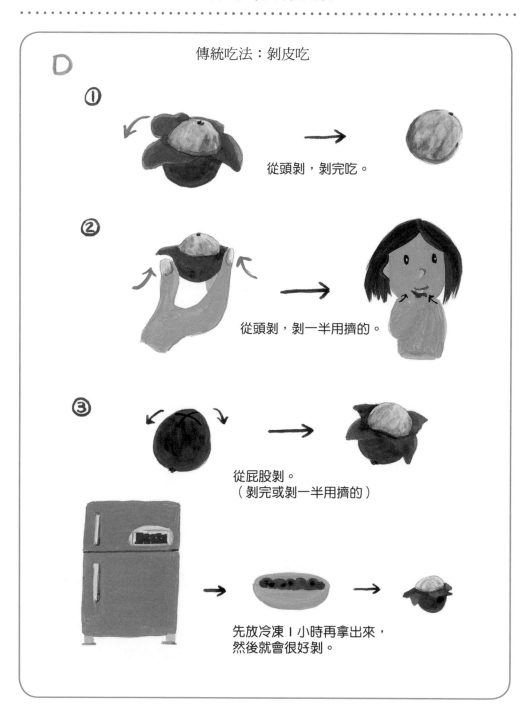

傳統吃法：剝皮吃

D

① 從頭剝，剝完吃。

② 從頭剝，剝一半用擠的。

③ 從屁股剝。
（剝完或剝一半用擠的）

先放冷凍 1 小時再拿出來，
然後就會很好剝。

番茄 健康養生蔬果最佳代言人

tomato

具有蔬菜、水果雙重身分，

常常被懷疑「到底是水果還是蔬菜？」，

在中西料理中都占有獨特地位，

不論是從小吃到老的番茄炒蛋，

不能沒有番茄的義式料理，抑或薯條的好夥伴，

到處都可看到番茄的存在，單吃、入菜都很讚。

富含抗老抗癌抗氧化的茄紅素，

據說加熱、加油烹煮不受損還更厲害，

熱量低纖維高，又方便吃，

是健康養生蔬果最佳代言人。

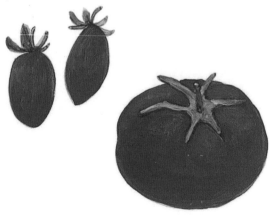

北有「臭柿子」、南有「柑仔蜜」都是番茄別名

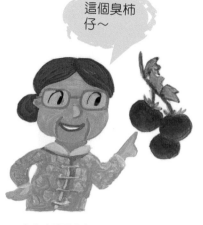

這個臭柿仔～

有點鄙視的感覺……

從番茄的別稱，可以隱約嗅出各地人對番茄的看法。

（北部阿嬤）

不用削皮、不用切、不用吐籽，一口一粒方便吃的小番茄越來越受歡迎，顏色挑選以鮮紅色最佳。

這個「柑仔蜜」給妳！

相當友好嘛～

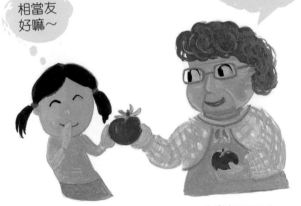

（南部阿桑）

Memo

經果農一再改良，越種越甜，聖女番茄更是一出江湖，就一炮而紅，從此以後各種女字輩改良品種，玉女、秀女、淑女……接踵而至，皮薄、甜度高、肉質細成為番茄小女生基本要求。

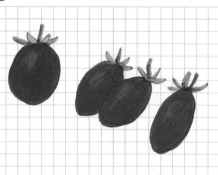

當蔬菜又當水果，混搭吃一樣美味

一般來說是這樣，但也不一定。

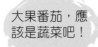
大果番茄，應該是蔬菜吧！

大果　小果

蔬菜　很難說　水果

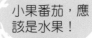
小果番茄，應該是水果！

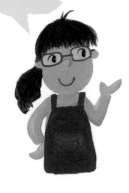

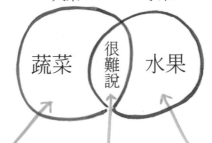
烤蔬菜（大小皆可烤）

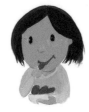
小番茄～隨拿隨吃好方便。

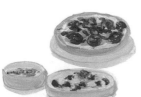
沙拉（大小皆可混）

大番茄～中西料理不可缺。

清洗很重要，要吃再洗。

先洗再去蒂，以免受污染。

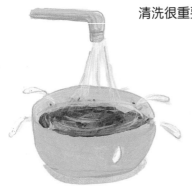

浸泡→沖洗→去蒂

薄皮的聖女小番茄容易吸水裂開，不要浸泡，建議直接流水清洗。果皮脆弱，更是不宜刷洗。

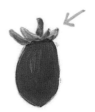

重現番茄古早味

大番茄切片、沾醬。

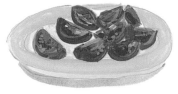

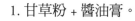1. 甘草粉 + 醬油膏。

2. 薑末 + 糖 + 醬油膏
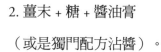（或是獨門配方沾醬）。

3. 梅子粉。

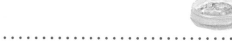

小番茄洗淨瀝乾水份，
中間用刀切一半 (勿切斷)。

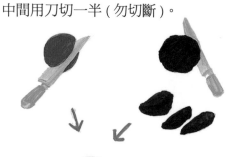

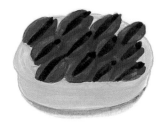

將化核應子或是無子李鹹（或是
個人喜好的蜜餞）切薄片，塞入
番茄中間夾著吃。

 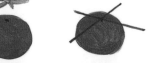

番茄洗淨去蒂切四等分。　　切除蒂頭。

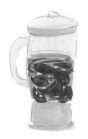 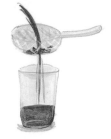 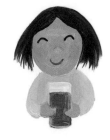

放進果汁機加冷開水。　　打完濾去皮渣。　　美味養顏番茄汁。

芭樂　一天一芭樂，醫生遠離我

guava

以前的芭樂有的甜、有的酸、有的澀，

後來引進新品種與改良之後，

才出現泰國芭樂、二十世紀芭樂

和珍珠芭樂之類又大又好吃的品種

價格親民之外，芭樂的維生素C極高，

同時是低熱量、高纖維，

易有飽足感的水果，所以也是糖尿病

和減肥者的健康養生蔬果首選之一。

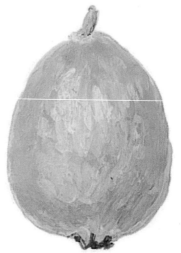

芭樂多子會生，曾是鄉下常見的果樹

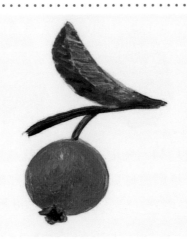

和小叮噹當初來台灣的情況相同～

長得像貓又帶了小鈴鐺，最初被叫做機器貓小叮噹，因為日語ドラえもん諧音，後來被改叫做哆啦A夢。

芭樂因為是外來種，又像石榴一樣籽多，以前被叫做番石榴；後來因為台語「拔剌」的諧音，所以被叫做芭樂。

芭樂容易生長，加上小鳥吃了果子飛來飛去到處大便，又把種籽帶到各處，所以尋常人家院子、鄉下田邊，到處可見芭樂樹。

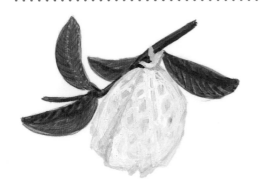

相較於市場裡其他水果的赤裸裸，害羞的芭樂總是有穿衣服還加了襯墊……

套袋主要功用是為了防止病蟲害，減少農藥使用及附著，同時避免芭樂曬傷，並有助保留露水幫助成長。

Memo

芭樂全年都看得到，但通常秋冬的芭樂比較好吃，除了白肉的，還有紅肉的紅心芭樂。

芭樂這樣挑選、這樣吃

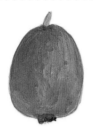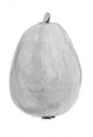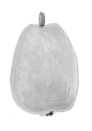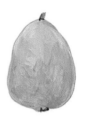

挑芭樂時，顏色淺綠又均勻、表皮皺皺的、有重量感的，具備這些條件就是好芭樂。

越黃就越熟，越熟就越軟。脆的直接吃，熟軟的打果汁，不希望太快熟就放冰箱。

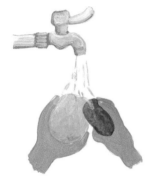

直接吃不用削皮的水果，清洗是最重要的。

用流動的水沖洗表面皺褶，可以用軟毛刷或海綿清洗。

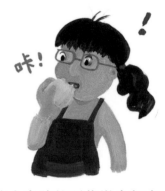

以前的人喜歡整顆芭樂拿起來咬著吃，這樣很容易傷牙齒，並不建議。

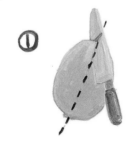

① 先對切。

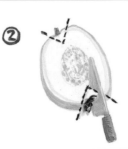

② 再三角斜切，去掉頭尾容易殘留農藥的部分。

芭樂籽究竟要吃？還是不吃？

芭樂籽是堅硬難消化的東西，要不要吃籽一直是吃芭樂最大的爭議。

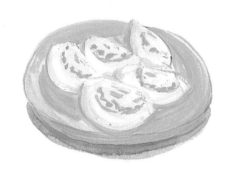

A 主張芭樂籽有豐富的鐵、鈣、磷等，一起吃才營養，不嫌棄籽硬的人就直接切片吃。

B 主張吃籽會便秘，籽硬易卡牙齒，吃下肚也會不消化，而且籽的周圍甜度高，糖尿病患者不宜，最好去籽吃。

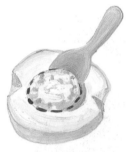

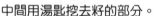

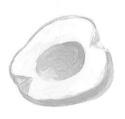

中間用湯匙挖去籽的部分。　　　　　　　再切片或塊。

另一個關於芭樂的爭議，是要不要沾粉。沾粉、不沾粉純屬個人喜好，一般是沾梅子粉、甘草粉。

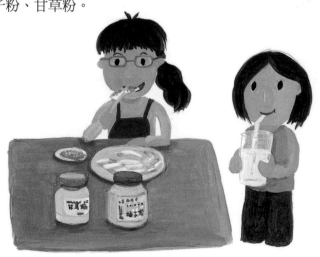

熟軟的芭樂加入適量冷開水，打成芭樂汁，也可根據個人口味加入冰糖、牛奶或蜂蜜之類。

打搖彈聞掐，就是不要弄傷它

挑水果的要領，可以打它、搖它、彈它、聞它、壓它，但是不要弄傷它！

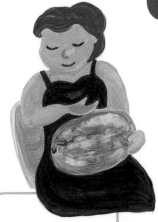

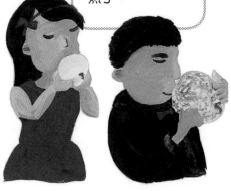

聞聞看，有香就是熟了，但香氣太濃也可能是過熟了。

西瓜拍拍聽起來「膨膨膨」的，就是熟了，比較好吃。

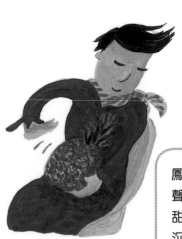

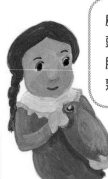

壓壓看，木瓜頭、哈密瓜的肚臍軟了就是熟了。

鳳梨拍起來有鼓聲的，肉質細又甜，拍起來是沉沉肉聲的，表示已經很熟了。

辨別水果熟度的方法，真有趣！

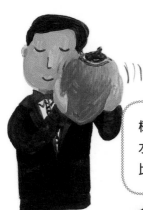

椰子搖一搖有水聲，就是放比較久了。

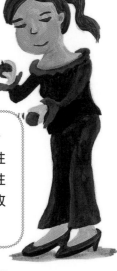

輕壓荔枝表面，觸感飽滿有彈性較佳，沒有彈性且較軟的是已放置太久過熟的。

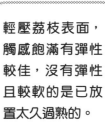

掂一掂，大部分的水果比較重都比較甜或多汁。

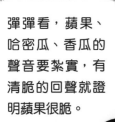

彈彈看，蘋果、哈密瓜、香瓜的聲音要紮實，有清脆的回聲就證明蘋果很脆。

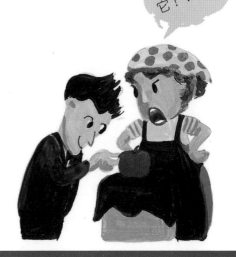

喂！不准彈它！！

2 春季愛戀！

樹上結實累累的梅子、李子、水蜜桃，

吃進多汁美味，甚至還要用糖漬、

鹽漬延長賞味期；還有，這時

南台灣正盛產椰子，喝下一口沁人心脾。

且慢，當嘴裡留有鮮果的酸甜餘韻時，

請記得賞春花的嬌、觀樹型的奇，

勿忘充滿詩意般的春天。

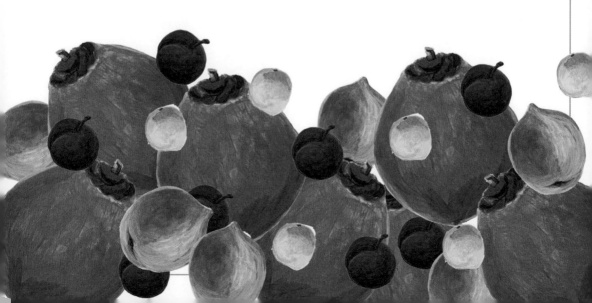

桃子

軟的香甜多汁，硬的爽脆可口

peach

桃子是一種神秘的水果，

顏色白裡透紅相當柔美，好看卻又有點像屁股，

總是讓人想到仙桃、壽桃、蟠桃、桃太郎……

這些充滿吉祥與故事性的事情。

桃子有軟有硬，通常硬的便宜軟的貴，

進口的桃子大多是大眾日常水果，

拿來送禮的反而是聞起來香甜、吃起來軟綿綿的水蜜桃，

寶島高山像桃園市復興區的拉拉山或是

中橫上的梨山，都因水蜜桃而有名。

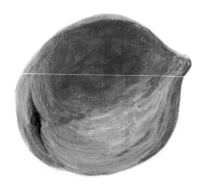

桃子可以吃軟又吃硬！

桃子有分硬脆品系和水蜜桃品系（軟的）。

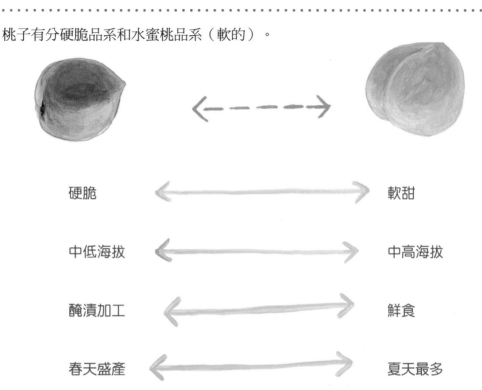

硬脆	←――――――――――→	軟甜
中低海拔	←――――――――――→	中高海拔
醃漬加工	←――――――――――→	鮮食
春天盛產	←――――――――――→	夏天最多

從產地來分，有平地種、高山種和進口的。
軟桃子怕碰撞，所以進口的比較多是蟠桃（扁桃）和油桃。

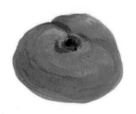

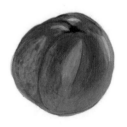

「蟠桃」屬於扁扁圓盤型，果皮紅色範圍大的、拿起沉甸甸的，吃起來比較甜；果皮細毛多的，比較新鮮。

「油桃」表皮花花處是糖斑，有糖斑表示比較甜又多汁。

嬌嫩水蜜桃怎麼挑選？

買水蜜桃不要去摸、去捏，是消費者的基本道德。

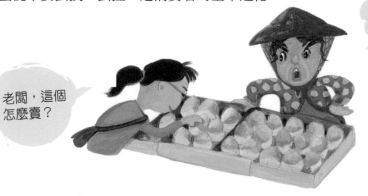

老闆，這個怎麼賣？

喂！不准摸。

用看的……

看蒂頭還綠綠的就是熟度不足，變乳白色的較佳。

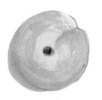 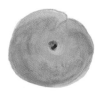

用聞的……

聞起來甘甜清香，就是熟了，吃起來也比較甜。

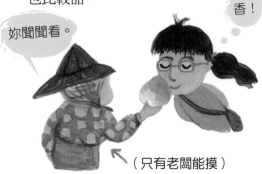

妳聞聞看。

香！

（只有老闆能摸）

果尖完好沒有受傷、變黑。

果型飽滿。

皮薄，透光度好。

表皮茸毛脫落的較不新鮮。

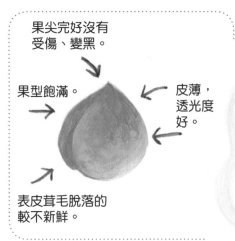

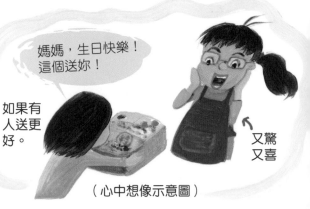

媽媽，生日快樂！這個送妳！

如果有人送更好。

又驚又喜

（心中想像示意圖）

桃子連皮一起吃！

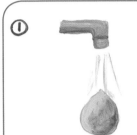

① 清水沖洗（尖端朝上、蒂頭朝下，順著絨毛輕輕清洗）。

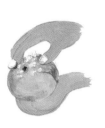

② 灑鹽搓搓，一方面清潔，一方面搓去茸毛。

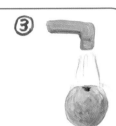

③ 再用清水沖洗。

吃法① 直接連皮吃

洗好的桃子整顆拿來直接咬（以前都這樣）。

吃法② 切片吃

愛惜牙齒或為了吃相優雅，也可以先切片。

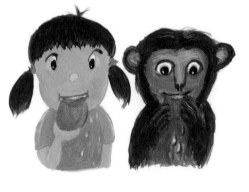

往核心縱切斜角取下第一片後，順時針依序切成片狀擺盤。

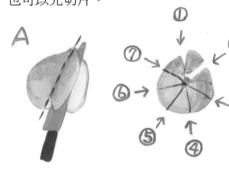

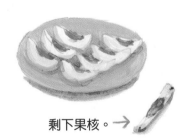

剩下果核。→

Memo

桃子富含鐵質與果膠，據說多吃能養顏美容。

有果核的水蜜桃，可以這麼切！

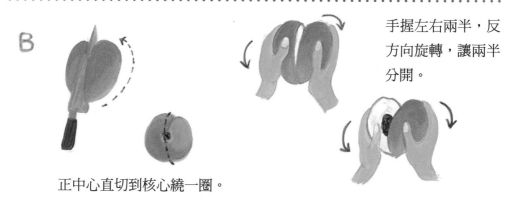

手握左右兩半，反方向旋轉，讓兩半分開。

正中心直切到核心繞一圈。

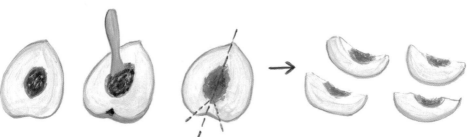

有籽的那半邊，用刀或湯匙將籽挑出。

切去蒂頭部分，再將果肉片切片或切成塊。

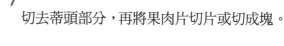

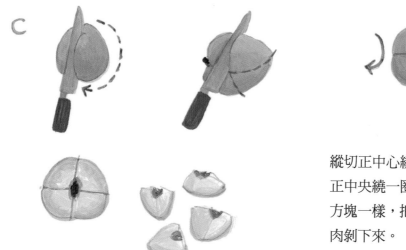

縱切正中心繞一圈，橫切正中央繞一圈，像轉魔術方塊一樣，把一塊塊的果肉剝下來。

毛毛水蜜桃，剝皮有訣竅！

不喜歡茸毛的口感，也可以去皮再吃（通常是軟桃子）。

 A

 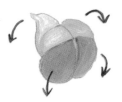 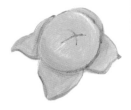

水蜜桃尾端切十字，再輕輕往外剝開。

B

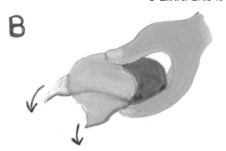 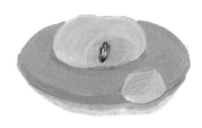

熟透的蟠桃，捏著中心就可以慢慢撕去薄薄的桃皮。

然後，再整顆咬或切成片，通常去皮之後就難免會摸到果肉，所以盡可能不要再切太複雜，摸來摸去不衛生。

鹽　　糖　　甘草粉

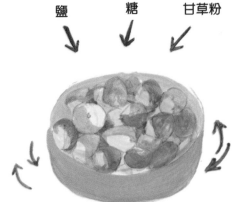

（左右搖晃盆子，注意不要
太大力撞壞桃子外皮）

春天桃子青熟期，買一些硬脆桃，洗乾淨，去除果蒂，放在大盆子裡，加入鹽、糖、甘草粉，搖晃 15 分鐘，放一會兒就是酸甜爽脆的醃桃子了～～

李子、梅子

鮮果酸甜吃，
也可醃漬封存

plum, ume

春夏之間結實累累的梅子、李子和桃子像兄弟一樣，

都是來自中國，擁有許多經典名句的古老水果，

像是被當禮物的「投桃報李」，

成為學生代言人的「桃李滿天下」，

或是「梅開二度」也不是壞事。

雖然也有可以直接吃的品種，

但真正讓人垂涎的，通常都是他們的醃漬品。

以前台灣人所說的「李仔鹹」便是蜜餞的大宗，

酸梅更是許多人兒時的重要回憶。

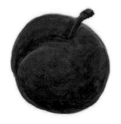

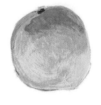

李子的世界，多彩多姿！

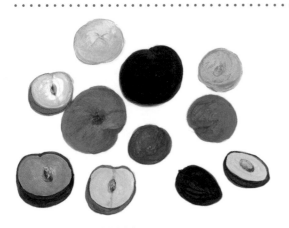

李子表面光滑，可以生吃的品種比較多，尤其還有各式各樣進口的李子。

不管是直接吃或是要拿去醃，都要先洗乾淨。

沖洗→浸泡→沖洗是必要步驟。

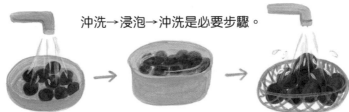

李子直接吃法

A 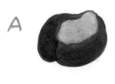 用咬的。

B 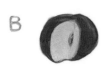 用切的。

C 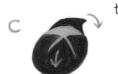 也可以剝皮吃。

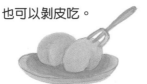

底部用刀劃出十字，向外剝開。

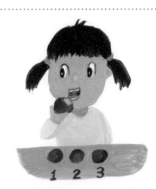

雖然傳言說李子可以促進食慾、幫助消化，甚至抗老、使心情愉悅，但是吃太多還是會對腸胃不太好，一天3、4顆就很多了。

用糖漬法為李子酸甜味加分

簡易糖漬李子（酸甜李）做法

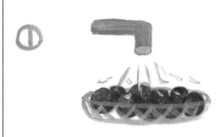

① 李子洗乾淨。

李子可以做蜜餞、做果醬、果汁、釀酒，還有醃李子。

醃李子的方法各家不同，有主張要先滾水燙過，或是先用鹽醃一個晚上，再沖洗加糖醃，或是加糖後密封冰冰箱兩天。總之，隨人喜愛各有巧妙。

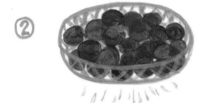

② 瀝乾水分。

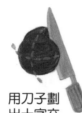

用刀子劃出十字交叉刻痕。

或六等分刻痕。

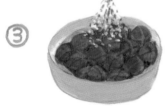

③ 先用粗鹽搓洗。

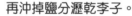

再沖掉鹽分瀝乾李子。

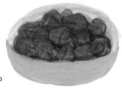

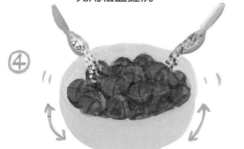

④

大盆子放入李子、白糖或話梅粉（可依個人洗好添加）然後搖動盆子，使糖與李子均勻混合。

蓋上蓋子或保鮮膜，放約 20 分鐘即可食用。

熟度幾分，決定梅子怎麼吃！

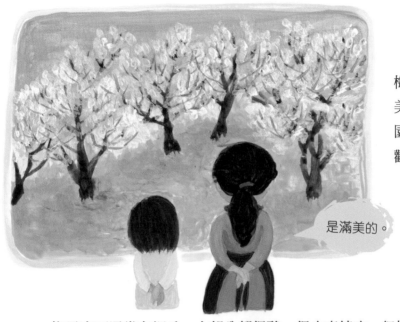

梅子樹開花時很美，所以很多梅園就順便發展成觀光梅園。

是滿美的。

梅子表面通常有細毛，大部分都很酸，很少直接吃，但梅子製品種類繁多，醃製脆梅、酒梅、Q梅、紫蘇梅、酸梅等，還有梅酒、梅醋、梅醬、梅精，梅子汁、梅子茶和梅子粉，應有盡有。

不同的用途，要選不同成熟度的梅子：

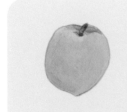

五～六分熟
輕熟脆果（嫩梅）
脆梅

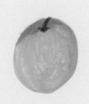

七～八分熟
青梅期
加工（紫蘇梅、
話梅、梅酒）

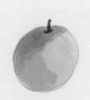

九～全熟
黃熟果
加工（梅子果醬、
梅子酒、醋、汁）

醃漬脆梅每個步驟不馬虎

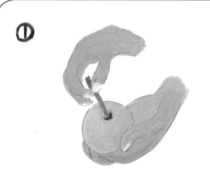

①

青梅洗淨、擦乾，再用牙籤剃除蒂頭。

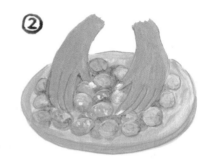

②

倒入粗鹽用力搓揉
（搓到青梅表面變濕濕的）。

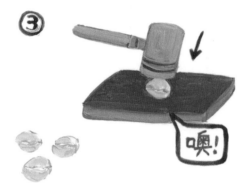

③

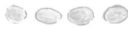

用刀背或是木槌把梅子敲出裂縫。

噢！

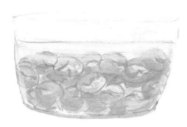

④

浸泡鹽水 8 小時後倒掉，瀝乾。

Memo

近年來，因為發現李子、梅子都富含果酸、維生素、青花素、抗氧
化物種種良好成分，而成為熱中養生者的必選食品。

品嚐梅子的時間變長了

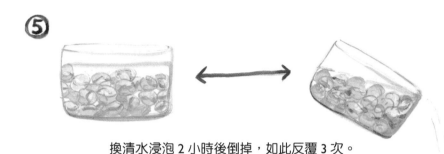

⑤

換清水浸泡 2 小時後倒掉，如此反覆 3 次。

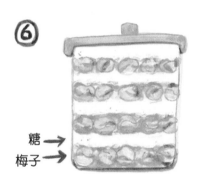

⑥

糖 →
梅子 →

撈起梅子瀝乾，一層梅子一層砂糖放入大容器裡，三不五時翻轉搖動一下。

隔天將糖液倒出，重複⑥的步驟3 次，再撈出梅子。

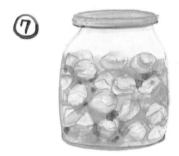

⑦

最後，將糖加水溶解，倒入梅子，放冰箱冰 3 天就可以吃了，糖汁也可以加水喝。

椰子　最清涼退火，非椰子莫屬

coconut

椰子樹是熱帶風情的象徵，

椰子汁是熱帶沙灘比基尼女郎的伴手，

椰漿是許多甜品的好搭檔，

就連椰子油都被傳說是養生好油防癡呆。

因為是熱帶氣候植物，

台灣主要生產地在高雄屏東，

炎炎夏日喝一杯椰子汁，

真的是清涼退火心曠神怡。

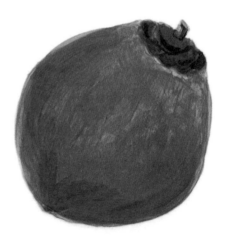

極品！「胭脂椰」汁甜、果肉多

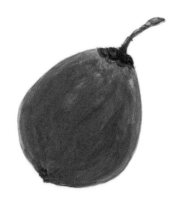

挑選帶殼椰子，外殼愈圓愈好，代表纖維質較少；若有凹陷，可能有碰撞過，品質不佳。

外型似三角或不規則型的，水分通常較少。表皮光亮青色，新鮮度愈好；顏色變黃表示放較久，可能不太新鮮，拿起用手搖晃，沒聲音表示水分充足。

若帶殼椰子蒂頭周圍呈現淡紅色，就是「胭脂椰」，椰汁較甜，椰肉也較多。

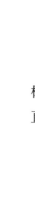

椰子殼很硬，一般都會請老闆殺，直接插吸管喝，或是裝瓶。

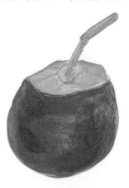

Memo

近年來超市大賣場出現的剝殼椰子，大部分是國外進口，不剝殼的話，一個貨櫃載不了幾顆。

從椰子的弱點下手！

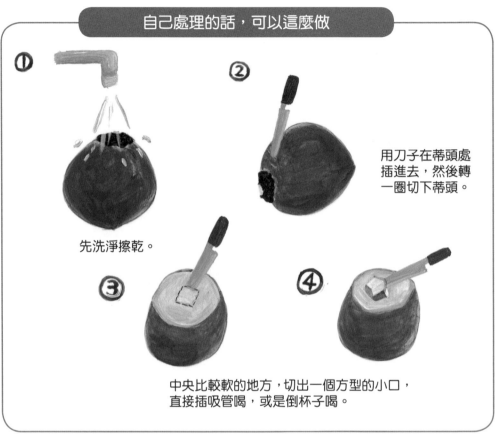

自己處理的話，可以這麼做

① 先洗淨擦乾。

② 用刀子在蒂頭處插進去，然後轉一圈切下蒂頭。

③

④ 中央比較軟的地方，切出一個方型的小口，直接插吸管喝，或是倒杯子喝。

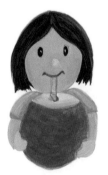

塑膠吸管不是很環保的東西，建議用其他替代品或是倒出來喝。

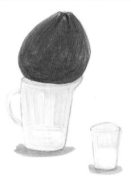

椰子汁的保質期非常短，打開後最好在 2 小時之內喝完，或是裝瓶放冰箱。

找到猴臉，「殺」椰子就輕鬆了！

剝殼椰子從上面看下來，像是一隻猴子的臉。

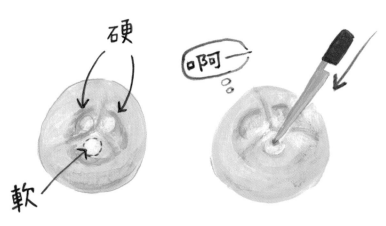

硬

啊～

軟

相同的兩個圓圓的像眼睛的地方較硬，另外有一個相對的位置是最軟的點，從那裡用刀或筷子刺一下就可以插吸管了，或是用刀切一下也可以變成較大的缺口。

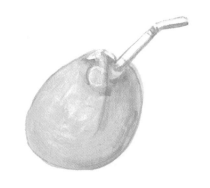

剝殼椰子買回來要冷藏，並且盡快食用，否則很容易發霉，變酸或混濁就不能喝了。

成熟的椰子果肉很好吃，可以做很多甜品、飲品或料理。

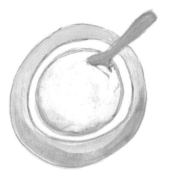

剝殼椰子汁喝完後，用刀背敲擊外殼，沿著椰子外圍一圈敲擊，將椰子敲開，用湯匙或刮刀刮下果肉。

帶殼的椰子，通常就要拿刀用蠻力剖開了。

水果
小花絮

超酷！你不知道的水果獨門吃法

我小時候都把芭樂挖一個洞，用湯匙把籽挖出來，倒甘草粉進去搖一搖，再整顆咬著吃。

真厚工！

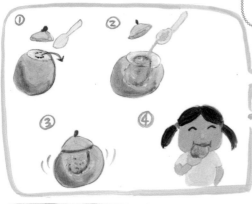

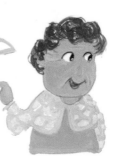

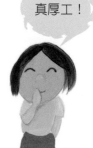

我是把番茄咬一口，塞酸梅進去，然後吸它的汁。

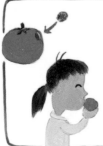

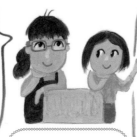

我同學教我，水蜜桃揉一揉，插入吸管用吸的。

哦？是嗎？我們土芒果也會揉一揉吸著吃喔！

我們小時候吃鳳梨都要沾鹽巴。其實西瓜、香蕉也可以沾鹽巴。

可以都不要嗎？

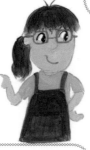

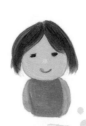

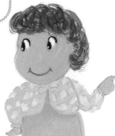

木瓜沾醬油也不錯喔！

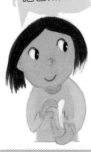

水果小花絮

吃水果規矩的背後……

阿嬤,妳要吃香蕉嗎?

嗯。

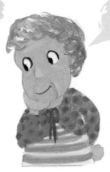

「摸到果皮的手不可以摸到果肉!」我家阿嬤非常在意這件事。

吶～這一半給妳!

不用不用,妳手摸過了!我不要!

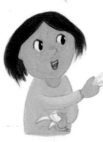

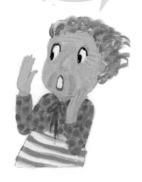

有些人想說反正是要剝皮的水果,沒有要吃皮,就沒有特別清洗,可是剝皮的時候手難免碰到果皮,沾到果皮上的灰塵、農藥或是蟲卵……

妳看,我很小心都沒有碰到……

嗯嗯嗯厲害……

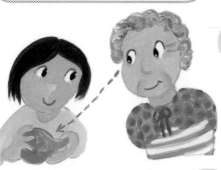

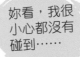

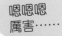

我沒有碰到喔……

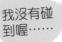

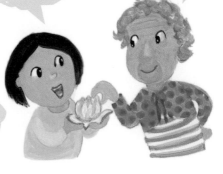

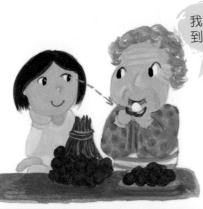

再用被污染的手指頭去碰觸果肉,結果果肉就髒掉了,不知不覺吃到不該吃的東西。

Summer Savors

3 夏季限定！

冰鎮過的西瓜唰嘴又解渴、

百香果和檸檬生吃入菜都百搭、

芒果和奇異果做成水果拼盤最吸睛、

無敵甜的龍眼和荔枝超美味、

火龍果和酪梨的口感特殊成為

大受歡迎的外來果……。

都好吃，真是舉棋不定！

那就來一盤水果總匯拼盤吧！

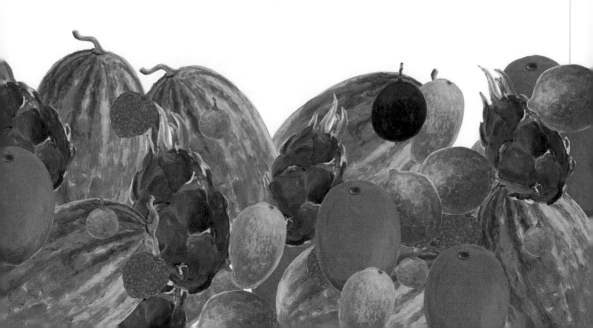

西瓜　解身體的渴、傳愛意的甜

watermelon

和夏天強烈連結的水果，

西瓜絕對是第一名，尤其是冰冰涼涼的西瓜。

但西瓜卻是一種很難侍候的水果，

又要曬太陽，又要水很多，

既要水很多，又要排水好，

所以通常種在河床沙地上。

種類很多，只是一般人沒那麼講究，

圓一點、小一點、黃肉的都叫小玉。

西瓜同時也是體積龐大重死人的水果第一名。

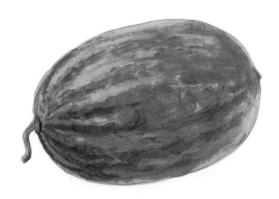

冰涼甜美回憶多！

西瓜真是一種充滿童年回憶的水果啊！

想到以前夏天坐在院子裡，小孩們一起吃西瓜，還比賽誰的籽吐得遠。

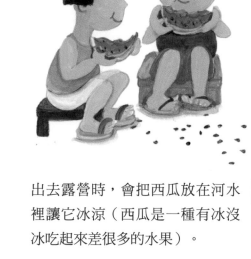

出去露營時，會把西瓜放在河水裡讓它冰涼（西瓜是一種有冰沒冰吃起來差很多的水果）。

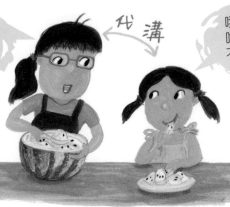

以前我阿嬤還很豪邁的讓我們直接用湯匙挖西瓜吃……

代溝

哦哦～大家一起吃喔……這樣有點不衛生耶！

西瓜切大切小隨人意！

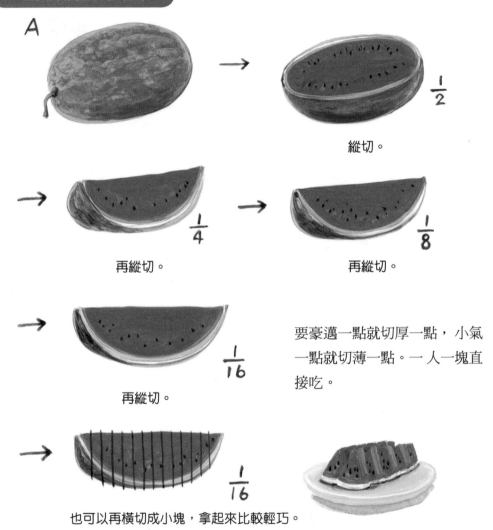

A

縱切。

$\frac{1}{2}$

再縱切。

$\frac{1}{4}$

再縱切。

$\frac{1}{8}$

再縱切。

$\frac{1}{16}$

要豪邁一點就切厚一點，小氣一點就切薄一點。一人一塊直接吃。

也可以再橫切成小塊，拿起來比較輕巧。

$\frac{1}{16}$

Memo

拍打西瓜時，聽起來沉悶且帶有震動感，表示好吃；音頻較低如拍頭，表示熟度不足。話雖如此，拍打半天聽不出所以然的大有人在，不如直接問老闆。

西瓜花式刀工，讓吃相變優雅

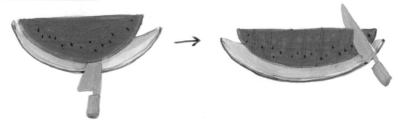

秀氣一點的吃法：沿著白色
部分切去硬皮，再切塊。

可以直接用西瓜皮當盤子，
也可以裝盤，用叉子叉著吃。

還有花俏一點的切法

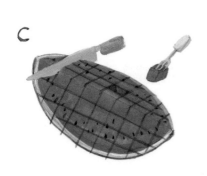

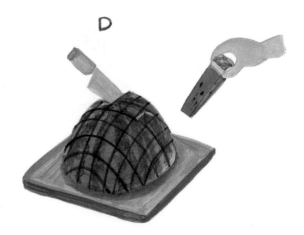

戲稱「皮肉分離格子切」，刀子沿
白色部分切開皮和肉，左右兩面都
斜斜和陵線保持平行切到底，再橫
切成塊狀。

暱稱「連皮長條切」，首先西瓜剖
半，倒蓋在砧板上，平行橫切再平
行直切，變成格子，抽出即可食用。

西瓜解身體的渴，但勿貪多

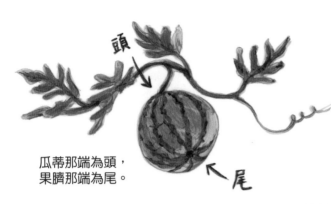

頭

尾

瓜蒂那端為頭，
果臍那端為尾。

有道是：「鳳梨頭西瓜尾」
到底誰頭誰尾呢？

不過西瓜頭尾甜度的差別，
其實沒有鳳梨那麼大，有
冰都好吃。

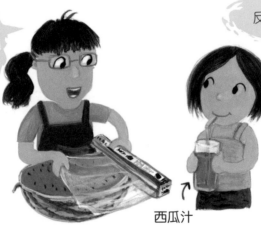

晚上不能吃西
瓜，妳知道吧？
長輩常說：深
夜吃西瓜會「反
症」（台語）。

反正什麼？

西瓜汁

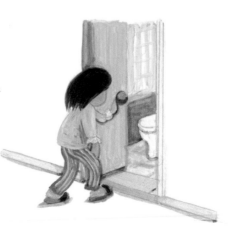

結果不是「反症」，而是半
夜尿急……（西瓜水分多，
夜間不宜多吃啊～～～）。

水果的特殊用途：西瓜節

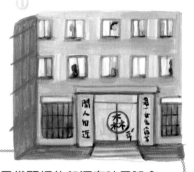

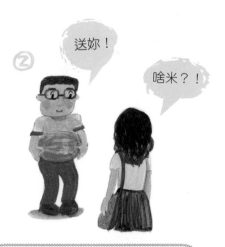

送妳！

啥米？！

很多風俗習慣的起源有時是誤會，有時是小事，有時是某個人做了某個事……話說很久以前，有一所民風純樸保守的師範學校，男生、女生宿舍只有在校慶這天有開放，結果有一位男同學，為了向女同學表白愛慕之意，就搬了一顆大西瓜送去，以西瓜的英文「watermelon」的諧音，表達妳是「我的美人」。

雖然西瓜又大又重讓人傻眼（八成是個大美人），不過心意實在感人，大熱天吃個消暑的西瓜，也真的是心曠神怡，所以漸漸地大家就如法炮製，在校慶這天送西瓜表愛意，久了就變成「西瓜節」了。

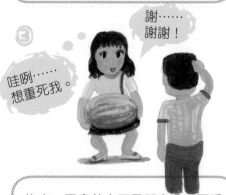

謝……謝謝！

哇咧……想重死我。

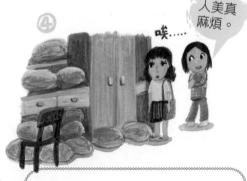

唉……

人美真麻煩。

後來，畢竟美人不是那麼多，西瓜又有點太大，所以也是有人送小紅西瓜（堅貞）、小玉西瓜（友情），但凡事只要變通之例一開，一定就會沒完沒了。

送南瓜（妳好難追）、絲瓜（好思念）、苦瓜（苦戀）、哈密瓜（很哈妳）、胡瓜（糊裡糊塗地愛上）的紛紛出現，當初純純的西瓜紀念日於焉變調。

荔枝、龍眼

甜度一級棒的
哥倆好

lychee, longan

荔枝從三月間開始，產地從南到北，

三月紅、玉荷包、黑葉仔、糯米糍陸續上市，

一直到端午節前後，占據舞台的貴妃一離場，

龍字輩的龍眼，馬上上場搶鋒頭，

剛好接上中元普渡拜桂圓（龍眼的別稱），

甜度高，剝殼即可食用，都是相當友善易吃的水果，

不只如此，烘乾了的龍眼乾，

滋補養顏安神功效還更勝鮮果一籌。

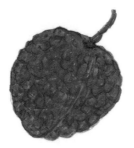
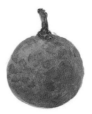

現在才知道！荔枝、龍眼吃的不是果肉

荔枝、龍眼姊妹花，除了果子長得不太像，其他共同點倒是很多……，都是來自中國兩廣、福建等地的古老水果，都在春天開花夏天結果，而且：

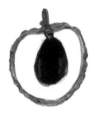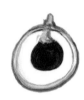

1. 食用果肉都是假種皮部位，肥厚多汁。

2. 都是亞熱帶水果，主要種在中南部低海拔山坡地。

3. 花是蜜蜂的最愛，是重要蜜源植物。

4. 無法後熟，所以通常必須完熟才採收，也因此較難保存（購買時如果一拿起整串就掉果，表示採收已久不新鮮了）。

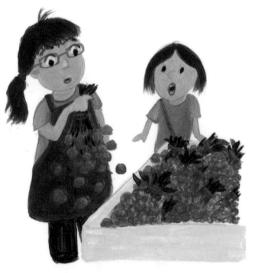

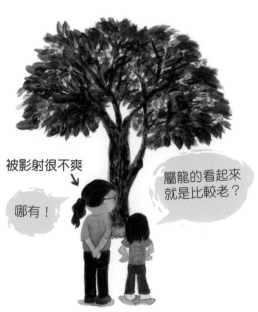

被影射很不爽

哪有！

屬龍的看起來就是比較老？

5. 樹長得頗像，都很高大，也可以活很久，只是龍眼樹皮較多皺褶，荔枝樹皮較光滑。

6. 據說都容易上火，糖分也很高，好吃也不能吃太多。

荔枝、龍眼要洗，保存更有訣竅！

荔枝或龍眼雖然是剝殼吃的水果，不清洗的話，摸到表皮的手指難免會摸到果肉，因而吃進灰塵、細菌、農藥，或是為增加保存效果浸泡的藥物。

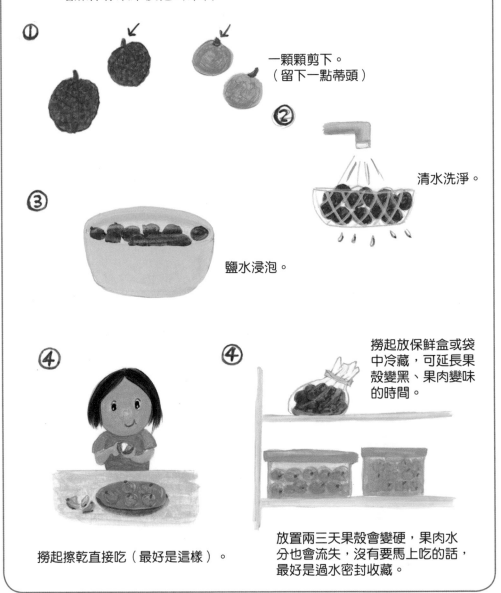

① 一顆顆剪下。
（留下一點蒂頭）

② 清水洗淨。

③ 鹽水浸泡。

④ 撈起擦乾直接吃（最好是這樣）。

④ 撈起放保鮮盒或袋中冷藏，可延長果殼變黑、果肉變味的時間。

放置兩三天果殼會變硬，果肉水分也會流失，沒有要馬上吃的話，最好是過水密封收藏。

原來荔枝是這樣剝的！

荔枝傳統剝法

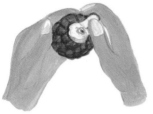 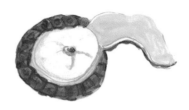

從蒂頭處，利用蒂頭拉起小缺口，再剝開
果皮，或是略捏果肉讓殼向兩側裂開。

荔枝新式剝法

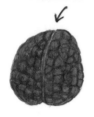

從尾端觀察果皮有一道分隔線。

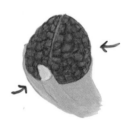

食指和拇指輕輕擠壓線的兩端。

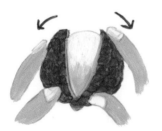

果皮就會爆開。

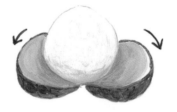

直接吃果肉即可。

Memo

荔枝果肉多汁口味獨特，加上由楊貴妃加持代言，自古便享有盛名，
感覺是一種北方人不惜血本也要吃到的水果，讓我們南方國家以盛產
此果為傲。

原來龍眼是這樣剝的!

龍眼傳統剝法

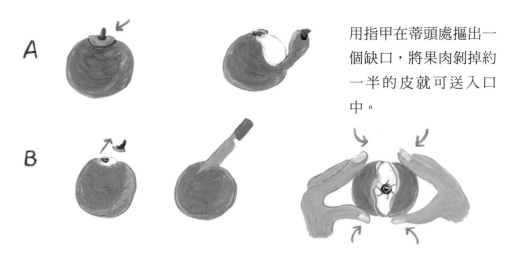

A

B

用指甲在蒂頭處摳出一個缺口,將果肉剝掉約一半的皮就可送入口中。

剝去蒂頭,手指擠壓兩側讓殼裂開,讓果肉彈出,或是先用水果刀在蒂頭處輕輕畫一刀,再用手指輕壓讓果殼裂開。

龍眼新式剝法

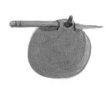

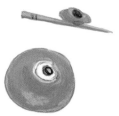

用一根牙籤穿過蒂頭處

旋轉牙籤,讓果殼破一個小洞。

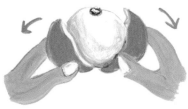

撕開果殼或是兩手擠壓兩側讓果肉彈出。

龍眼是很容易看到蟲的水果！

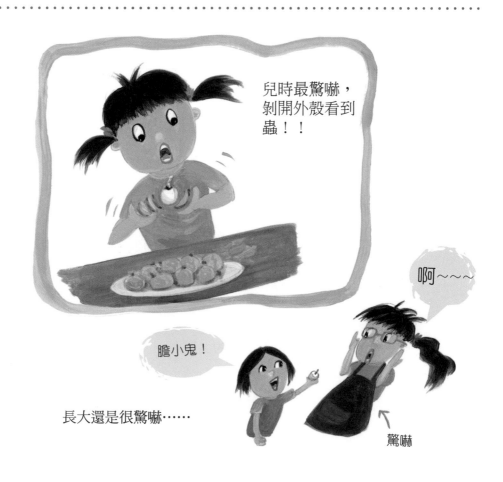

兒時最驚嚇，
剝開外殼看到
蟲！！

啊～～～

膽小鬼！

長大還是很驚嚇……

驚嚇

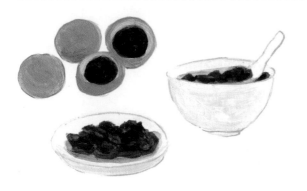

龍眼收成後烘乾，製成龍眼乾，
是古老的零嘴，去殼果肉也是烘
焙、甜品的好搭檔。

桂圓甜湯素有滋補養顏之效，深
受許多女性喜愛。

芒果

魅力無敵！沒吃肖念、吃了更懷念

mango

芒果是許多人的最愛，

香味特殊酸甜濃郁是台灣夏季水果代表作，

連日韓觀光客都讚不絕口。

芒果是從英文 Mango 音譯而來，

有響噹噹的台語名子叫樣仔（suāinn-á），

青綠色吃得滿嘴芒果絲、滿手黏答答的土芒果

是許多人兒時難忘的回憶，

後來世居玉井的鄭罕池先生，改良試種諸多品種，

選出最適合台灣的愛文推廣與傳授技術給果農，

為玉井奠定了「芒果故鄉」的基石。

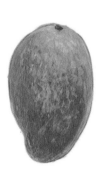
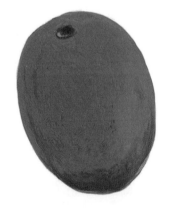

愛文、金煌、土芒果，各有人鍾愛！

市面上，比較常見的芒果有～

愛文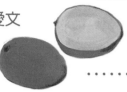

皮紅肉黃，香氣濃又甜，口感細緻，外表通紅，別稱是「蘋果樣」。

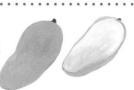 金煌

皮肉皆黃，口感 Q，甜度高，果大肉多籽扁，是冰店的最愛。

凱特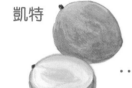

果皮黃綠帶紅，產期較晚，又稱叫「九月樣」，果肉大又厚，甜中帶酸。

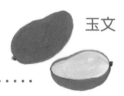 玉文

由愛文、金煌培育而成，集大果粒、香、甜、籽小等優點於一身。

土芒果

皮青肉黃，甜度及酸度足，果肉較薄且纖維較粗，香氣特別濃烈（擁有許多忠實粉絲）。

關於芒果的回憶……

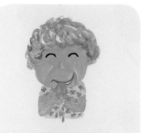

以前從樹上摘下來，就直接剝來吃，滋味真難忘……。

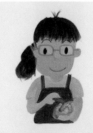

小時候吃過一種叫海頓的芒果，皮是用削的！

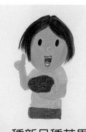

有一種新品種芒果超甜，還有龍眼味，綠皮黃肉，皮軟了就是熟了。

聞香氣、辨形色，好芒果就是這麼挑！

怎麼選芒果……

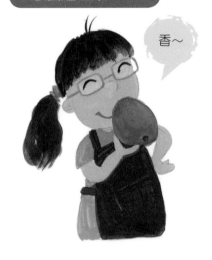

香～

土芒果和愛文都強調「在欉黃」（在樹上成熟的才好吃）。

1. 聞香味

一定熟度時就會有香味，越熟越濃郁。

跟我一樣！

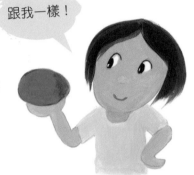

2. 看顏色

表皮細緻、色澤紅潤、有果粉、無黑斑。

3. 選樣子

頭尾飽滿略圓，蒂頭處感覺硬實、富有彈性的，這樣的成熟度剛剛好。

熟度由青而紅；土芒果則是由青而黃。

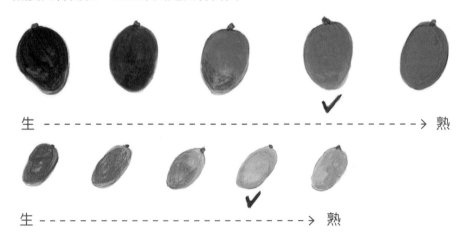

雖然不吃芒果皮，還是要洗乾淨！

還沒熟的話，先通風放幾天，還沒完熟不要放進冰箱。

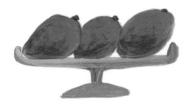

雖然沒有要吃皮，皮還是要洗乾淨。

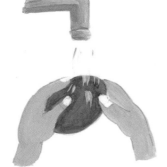

先清水沖洗，用手指搓搓。

熟了，外皮油亮散發果香，蒂頭流出果膠，或是表皮黑點開始擴大。

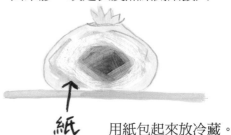

紙　　用紙包起來放冷藏。

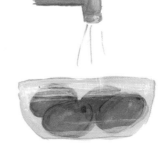

清水浸泡 15 分鐘，再沖洗後擦乾。

A 先去皮再吃（土芒果吃法）

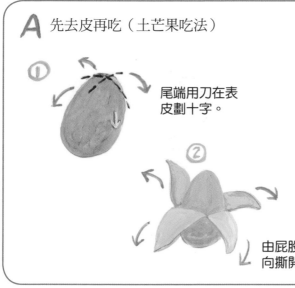

① 尾端用刀在表皮劃十字。

② 由屁股往頭的方向撕開。

③ 用手握著下方直接吃，這是一種傳統的豪邁吃法。比較好的吃法是用個碗接著滴下來的汁液。

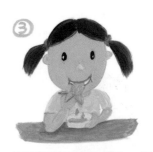

B 芒果削皮切了吃

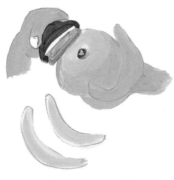

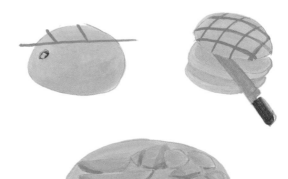

把芒果皮削掉（較軟或皮較厚的芒果不適合），通常是金煌或凱特芒果適用。

削好皮後沿著籽將果肉切下來享用。

C 芒果先切再去皮吃

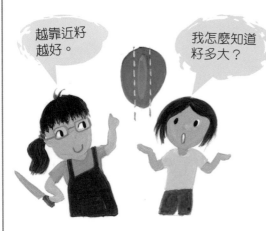

越靠近籽越好。

我怎麼知道籽多大？

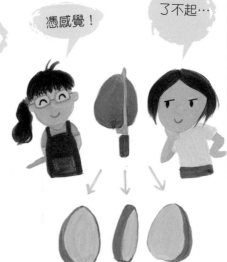

憑感覺！

了不起…

先沿著芒果籽的兩側，直切成三份。

芒果「皮、肉、籽」處理要領

籽的處理法

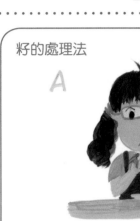

A

用手剝皮直接吃（以前都這樣）。

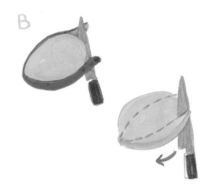

B

或是，從蒂頭用刀切開，將皮
剝下，再沿著籽切下果肉。

肉的處理法

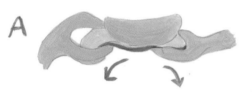

A

徒手剝開直接吃，或是
剝皮後切塊擺盤叉著吃。

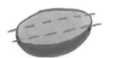

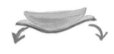

或是切小一
點，用手剝
著吃。

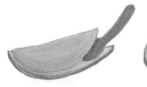

B

也可以沿著皮用湯匙挖出
果肉吃（切不切都可以）。

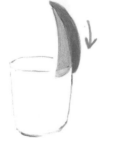

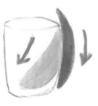

C

劃過薄薄的玻璃杯緣，讓
果肉掉入杯中。切塊後再
用叉子叉著吃，也是一種
新潮去皮法。

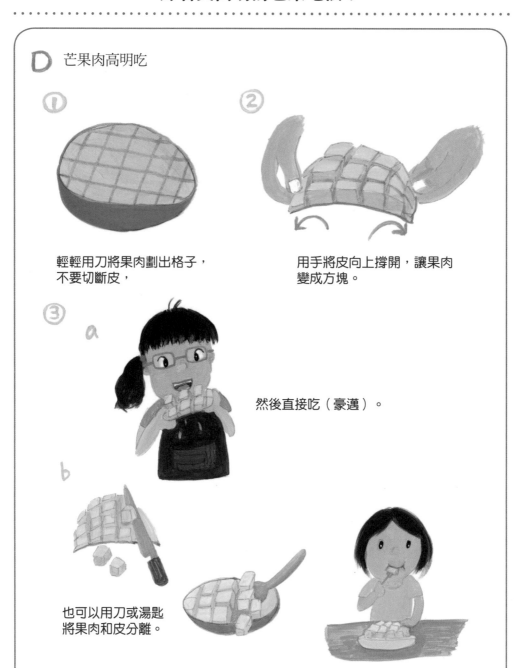

D 芒果肉高明吃

① 輕輕用刀將果肉劃出格子，
不要切斷皮，

② 用手將皮向上撐開，讓果肉
變成方塊。

③ a 然後直接吃（豪邁）。

b 也可以用刀或湯匙
將果肉和皮分離。

擺盤用叉子吃（優雅）。

情人果、芒果冰，是夏季限定冰品！

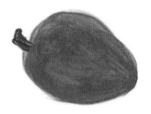 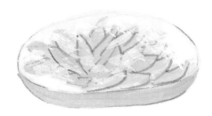

採摘尚未成熟的樣仔青（就是土芒果小時候），一方面是為了疏果，另一方面拿來醃製做「情人果」，冰涼後和碎冰一起食用更加美味。

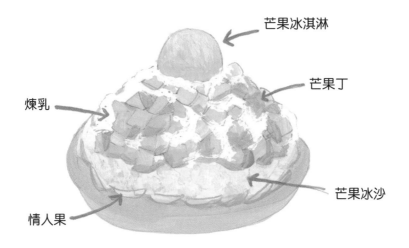

芒果冰淇淋

芒果丁

煉乳

芒果冰沙

情人果

這些年大流行的芒果冰，以好大一盤為號召，充滿了各式芒果相關衍生產品。不過，芒果本身的熱量很高，冰沙、冰淇淋、煉乳更是不在話下。

Memo

芒果以其特殊風味，逐漸站上世界水果舞台，成為繼葡萄、柑橘、香蕉、蘋果之外，名列世界第五大水果。

百香果

果汁王！香氣逼人營養無敵

pasion fruit

有複雜華麗讓人驚艷的花朵，

有多種水果濃郁芳香氣味的百香果，

外表厚厚硬硬的果皮裡，

令初見面食客震驚的全部都是籽，

乍看是沒啥肉的果子卻是一吃就難忘，

簡直就像濃縮果汁一樣美味。

因為營養成分多元特殊，

被說可以助消化、抗過敏和增強免疫力等等，

素有果汁之王的美譽。

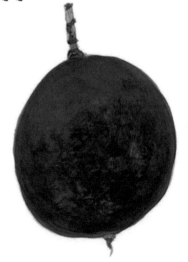

花驚、皺果、耐放

要介紹百香果，就不能不提那個比果實更出眾的花朵……

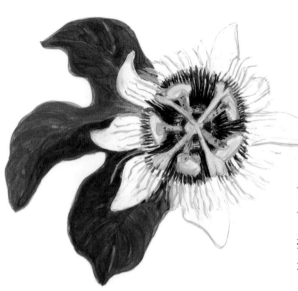

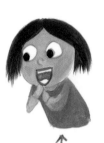

（讚嘆）
驚為天「花」！

百香果只有在藤蔓上熟透自己掉下來的才好吃，但又不想讓它們掉地上受傷，所以貼心的果農就在果園裡架吊網接住熟果，俗稱「睡吊床」。

要挑選果大又飽滿、紫紅色，而且有重量感的。

妳看都放到
皺巴巴了！

哪裡！我故意放
的耶！

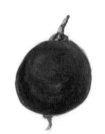

放室溫通風處

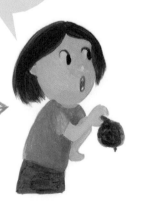

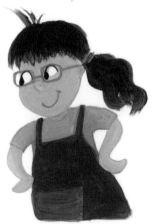

（剛買回來年輕貌美）

果實有點小皺皺時，最甜最好吃。

不浪費果肉的聰明吃法！

傳統切法	改良切法

切在上方 1/4 處，
像是小蓋子一樣。

洗淨，對半切開，用湯匙挖著吃。　　避免切開時沾到手，讓果汁外溢浪
　　　　　　　　　　　　　　　　　　費了。

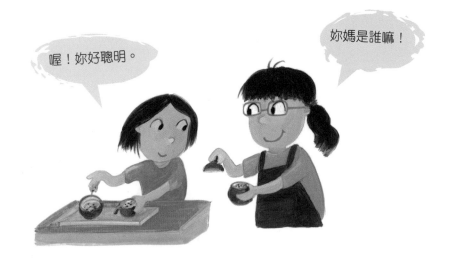

喔！妳好聰明。

妳媽是誰嘛！

Memo

原產於南美洲，日本時代引進台灣，因為花的樣子很像鐘上的字
盤，至今許多老一輩的台灣人還是沿用日式的稱呼「時鐘果」
（Tokeiso）。

客場氣勢超強的百香果！

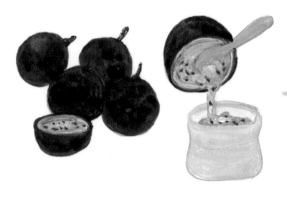

百香果以其香味獨特，占領別人勝過自己單獨。

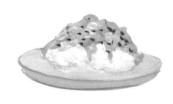

將很多的百香果內餡收集起來，可以當果醬，加在剉冰、優格、奶酪或是泡茶，做成冰棒、冰淇淋也很讚。

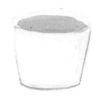

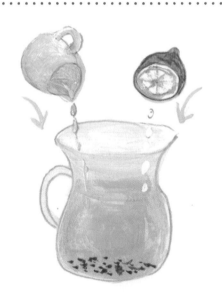

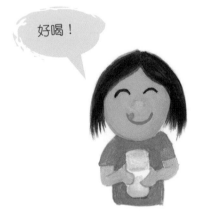

> 好喝！

直接加冰水、加蜂蜜、加檸檬，或是放入果汁機打成果汁，最後用濾網過濾打碎的籽籽渣渣。

火龍果
老少宜！紅白火龍果超唰嘴

dragon fruit

火龍果是一種仙人掌植物，

外型別緻體質好，裡面好多點點點，

富含營養有益健康，加上名字取得嚇嚇叫，

雖是新住民，卻很快擄獲人心，

變成市場裡越來越搶手的水果。

原先大多進口，因為長得快，少生病，平易近人，

聰明的台灣果農越種越有心得，各種不同的品種接著出現，

尤其紅肉的火龍果，甚至變名紅龍果自闖天下。

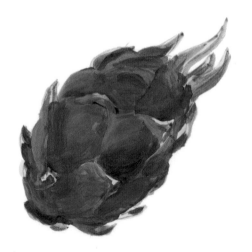

長得圓短是紅肉果、修長是白肉果

葉子狀的萼片（龍爪）越翠綠越新鮮。

裡面芝麻狀的黑點點是籽。

果皮越紅越好。

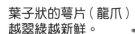

大家都穿紅衣服，如何知道裡面是紅肉還白肉呢？

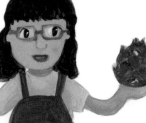

橢圓形、龍爪較修長是白肉。

果形較圓，龍爪較短的是紅肉。

這個是紅肉？還是白肉？

紅肉！

簡易區分法（問老闆）

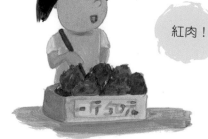

我小時候沒吃過火龍果耶……

（老）

我小時候吃很多耶！

（年輕）

火龍果是這十幾年才越來越普遍的水果，可以用來區分不同的年齡層。

Memo

除了新鮮生食，火龍果也常常被拿來打成果汁，或是做料理，是新住民落地生根，開枝散葉的最佳典範。

火龍果易切易吃，超友善

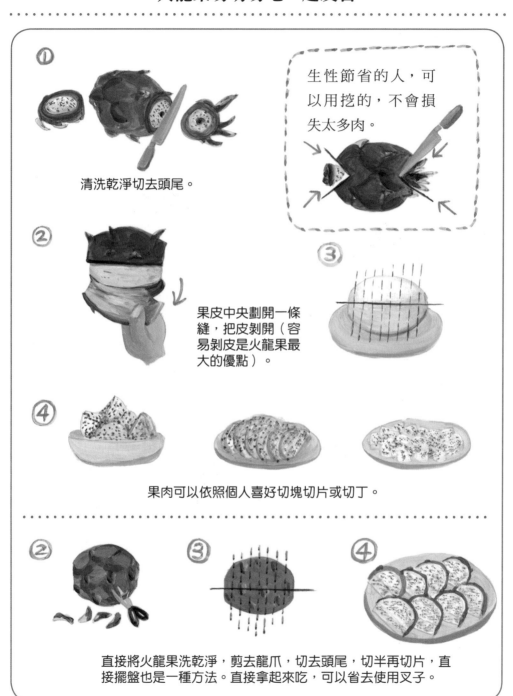

① 清洗乾淨切去頭尾。

生性節省的人，可以用挖的，不會損失太多肉。

② 果皮中央劃開一條縫，把皮剝開（容易剝皮是火龍果最大的優點）。

③

④ 果肉可以依照個人喜好切塊切片或切丁。

② ③ ④

直接將火龍果洗乾淨，剪去龍爪，切去頭尾，切半再切片，直接擺盤也是一種方法。直接拿起來吃，可以省去使用叉子。

火龍果盛裝美切，賞心悅目！

因為火龍果肉白底黑點點相當美麗，常常被拿來耍花樣：

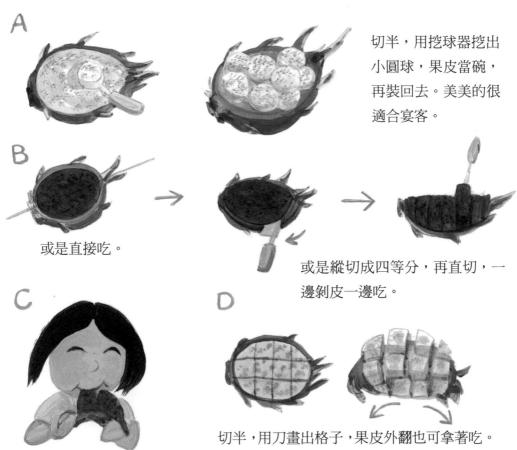

A

切半，用挖球器挖出小圓球，果皮當碗，再裝回去。美美的很適合宴客。

B

或是直接吃。

或是縱切成四等分，再直切，一邊剝皮一邊吃。

C

D

切半，用刀畫出格子，果皮外翻也可拿著吃。

吃多了紅肉火龍果，排泄變紅色，不要大驚小怪。

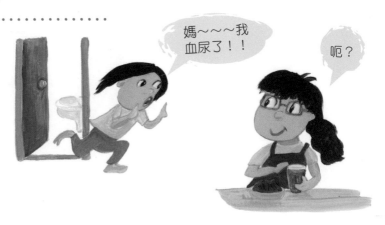

媽～～～我血尿了！！

呃？

酪梨 百搭養生果，甜鹹酸可搭

avocado

酪梨真是一種非常曖昧的水果，

也常遭到「它是水果嗎？」的懷疑，

但是畢竟身懷絕技，相較於籽一堆的水果，

種子大大一顆在果子正中央相當明確，

果肉富含優質油脂和各式營養成分，卻無澱粉，

被稱為「牛油果」或「森林裡的奶油」，

連金氏紀錄都給它蓋個「最營養水果」的章，

如此養生，粉絲就逐漸多了起來，

各種談論和創意吃法也隨之風起雲湧。

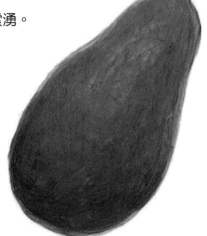

酪梨成熟度，關鍵在顏色！

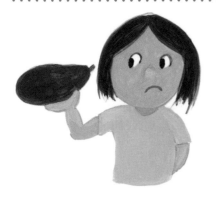

酪梨真是一種非常曖昧的水果，就像番茄一樣，被列為「它是水果喔？」這類型的前兩名。初識酪梨的人，最大困惑往往是「它是熟了沒啊？」

最佳切開時間點到底在哪裡？

太早切開，如果沒熟就回不去了！　　　　　　太晚切開，哇！爛掉一半。

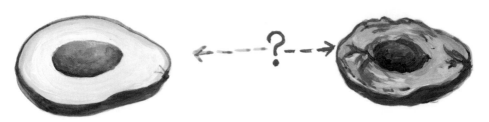

其實駱梨就像紅綠燈一樣，外表顏色標示清楚，從好鮮綠，漸漸轉黑紫，就是熟了。

唯一要小心的是，有一種品種是只會軟不會變黑，到熟透都還是綠的，購買時記得問一下。

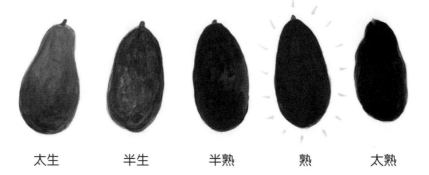

太生　　　半生　　　半熟　　　熟　　　太熟

完熟的酪梨，取出果肉超簡單！

如果急著想要吃，卻等幾天都不熟，可以放進紙袋，叫蘋果和香蕉好好勸勸它。

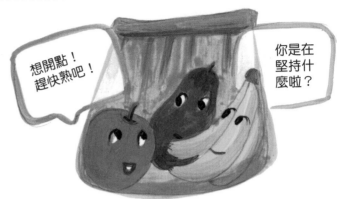

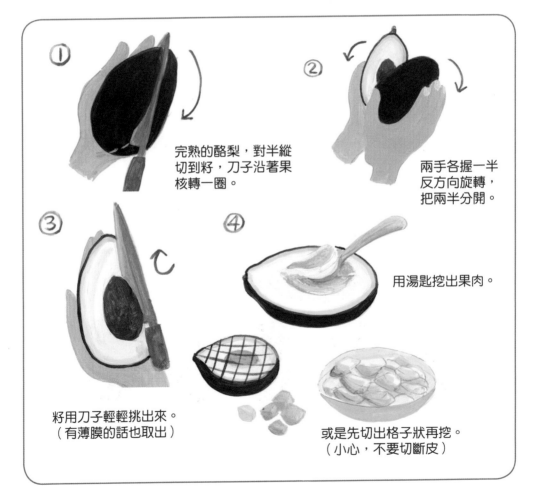

① 完熟的酪梨，對半縱切到籽，刀子沿著果核轉一圈。

② 兩手各握一半反方向旋轉，把兩半分開。

③ 籽用刀子輕輕挑出來。（有薄膜的話也取出）

④ 用湯匙挖出果肉。

或是先切出格子狀再挖。（小心，不要切斷皮）

酪梨最合群，搭誰都好吃！

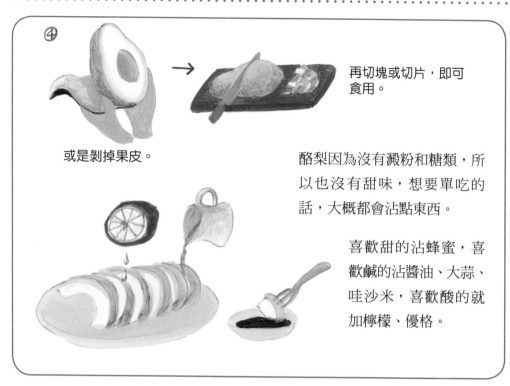

④

再切塊或切片，即可食用。

或是剝掉果皮。

酪梨因為沒有澱粉和糖類，所以也沒有甜味，想要單吃的話，大概都會沾點東西。

喜歡甜的沾蜂蜜，喜歡鹹的沾醬油、大蒜、哇沙米，喜歡酸的就加檸檬、優格。

合群是酪梨的優點，跟誰搭配都不錯。

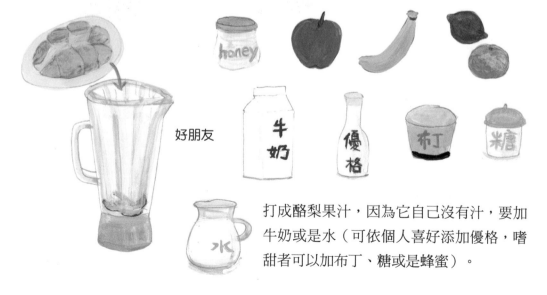

好朋友

honey

牛奶

優格

布丁

糖

打成酪梨果汁，因為它自己沒有汁，要加牛奶或是水（可依個人喜好添加優格，嗜甜者可以加布丁、糖或是蜂蜜）。

酪梨食譜大集合

各式各樣酪梨的應用料理

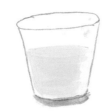

酪梨牛奶

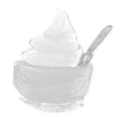

酪梨冰沙

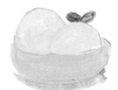

酪梨冰淇淋

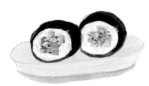

酪梨壽司

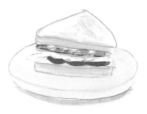

酪梨三明治

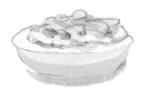

酪梨小點

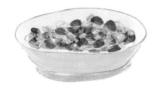

酪梨沙拉

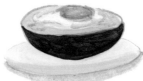

酪梨烤蛋

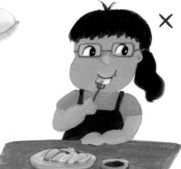

酪梨雖好，畢竟很油，吃多了
還是會肥。這是善意的提醒～

Memo

油脂占大部分的酪梨，當初被引進時，因為口味相當詭異而飽受懷
疑，有人說是人間極品，有人嫌它臭腥，喜好相當兩極。

水果的意外用途

變美、變香、變美好、變開心……，
這些都是水果的額外用途！

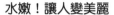

水嫩！讓人變美麗

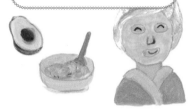

酪梨搗成泥、蘋果磨成泥，或是椰子油都可以敷臉。酪梨泥加上蜂蜜可以護髮。

太陽曬乾橘子皮，剝成片片泡澡時加入。

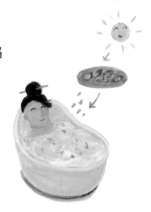

好聞！讓東西變香

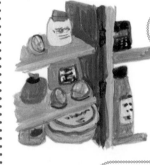

檸檬或是橘子皮、柚子皮都可以除臭（放進冰箱、鞋子、鞋櫃）。

橘子皮、檸檬皮加白醋或酒精，做成清潔劑。

亮晶晶！讓東西變光鮮亮麗

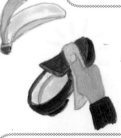

香蕉皮擦皮鞋（白色那一面）。

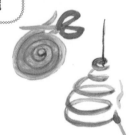

柚子皮蚊香DIY，先將柚子皮切割成條狀，曬乾或是微波到完全沒水分時，從一端點著。

舒服！讓環境變美好

平靜！讓心靈變美麗

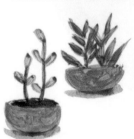

利用柑橘類的果皮當容器來種小盆栽。

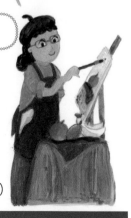

（充當專業模特兒）

奇異果

視覺系的超C完美水果！

kiwifruit

奇異果也是屬於很多人小時候沒有吃過的水果，

拜進口之賜而能成為市場常客。

奇異果富含維生素C，營養高、熱量低，

傳說宜減肥去斑助排便，被很多人視為完美水果，

不起眼的外表裡面，是美麗、裝飾性十足的果肉，

和火龍果同屬黑點點視覺系，

宴客擺盤俏皮又好看。

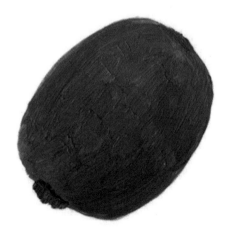

奇異果與鳥和猴子有關係！

有一種說法，說古時候在中國有一種叫做獼猴桃的果子。

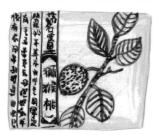

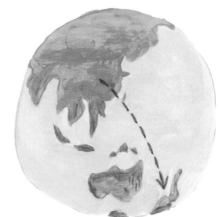

陰錯陽差被人帶去紐西蘭～

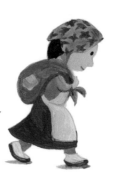

長著長著越長越好，又有點像當地叫 KIWI 的鳥，結果越種越多，後來就被以「KIWI」之名賣到全世界。在台灣被叫做「奇異果」。

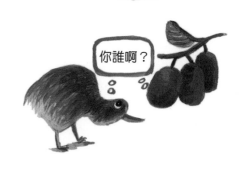

你誰啊？

但也有人說才不是這樣，現在的奇異果和獼猴桃已經長得很不一樣了⋯⋯

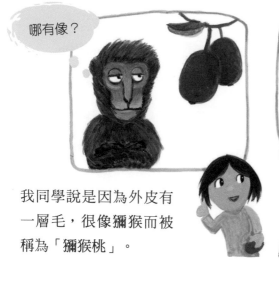

哪有像？

我同學說是因為外皮有一層毛，很像獼猴而被稱為「獼猴桃」。

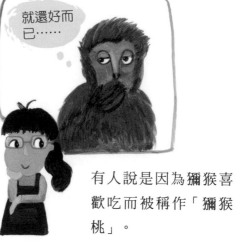

就還好而已⋯⋯

有人說是因為獼猴喜歡吃而被稱作「獼猴桃」。

奇異果的不敗挑選要領！

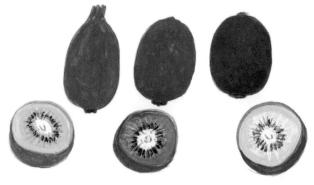

常見的品種有果肉鮮綠色和金黃色之別，外型尖頭、圓頭不同款。

挑選要領：果型正常無外傷，皮上茸毛健康均勻無斑點，蒂頭顏色鮮嫩。

熟度適中時，果實握起來微微有彈性，想要馬上吃就選軟一點的。

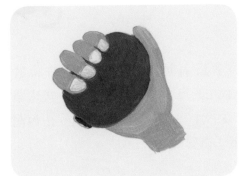

不想削皮的吃法

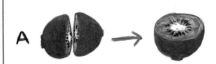

A

對切（通常是橫切，因為橫切比較美）。

直接用湯匙挖著吃。

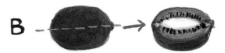

B

利用較薄的玻璃杯，果肉朝內靠在杯緣，往下滑動，利用杯壁分開果肉與皮。

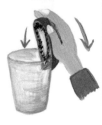

去皮吃奇異果，方法很簡單！

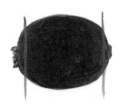

先切去頭尾。

有各種去皮的方法

A

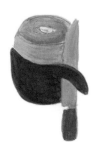 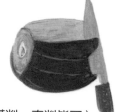

用水果刀削皮（橫削、直削皆可）。

B

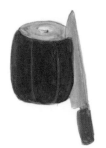 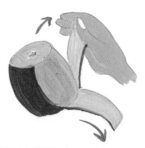

水果刀淺淺割出六等分線，用大拇指側邊將皮一片一片剝開。

C

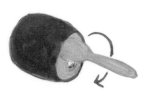 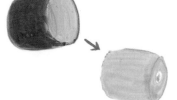

用薄薄的鐵湯匙插入皮和肉之間，湯匙邊緣沿著皮轉一圈，就能讓皮與肉分離。

製作甜點，奇異果是最佳選擇！

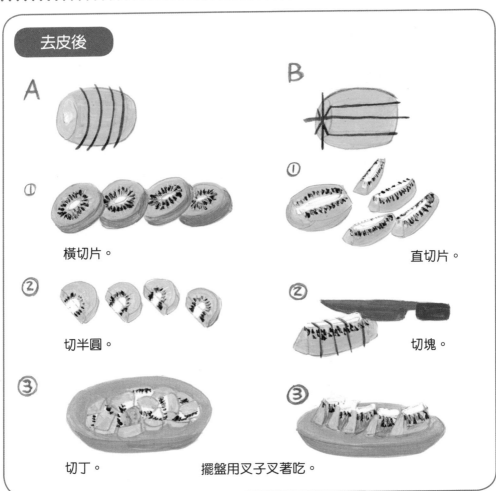

去皮後

A

B

① 橫切片。

② 切半圓。

③ 切丁。

① 直切片。

② 切塊。

③ 擺盤用叉子叉著吃。

奇異果特別適合製作甜品！

味道超搭，樣子也很有裝飾性。

果汁、冰沙、果醬、優格、奶酪、
布丁、果凍、冰淇淋，都好吃。

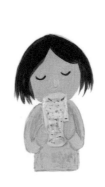

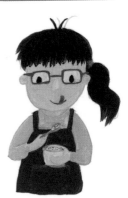

水果小花絮

你是整顆吃？還是切片吃？

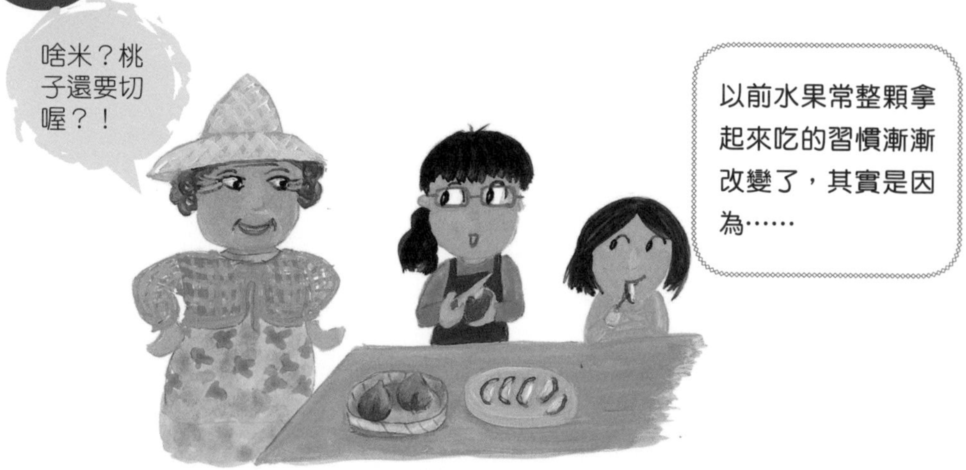

啥米？桃子還要切喔？！
以前水果常整顆拿起來吃的習慣漸漸改變了，其實是因為……

1. 治療牙齒、裝假牙很貴，也很麻煩，切片吃可以降低傷到牙齒的風險。
2. 請客時切片吃比較方便，也比較優雅、好看，不會弄髒手。
3. 整顆咬一口就得吃完，不吃完又好浪費，切片吃可以想吃多少吃多少。
4. 果農太厲害，越種越大顆，很難直接咬。

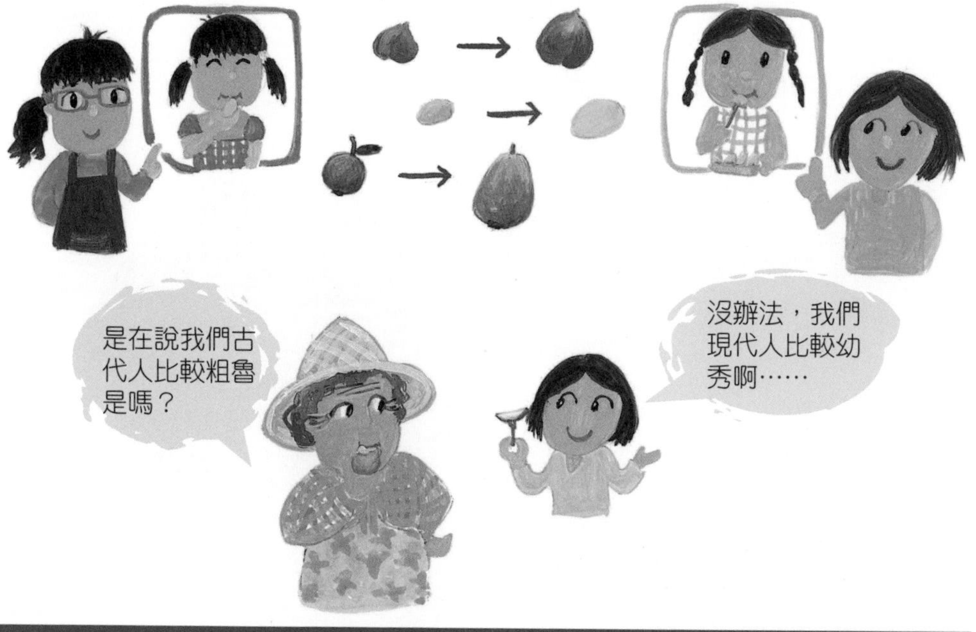

是在說我們古代人比較粗魯是嗎？
沒辦法，我們現代人比較幼秀啊……

檸檬

超驚人！檸檬酸香好吃又能用

lemon

檸檬好酸無法直接吃，卻因香味迷人被喜愛，

除了大家從小就知道的富含維生素 C 之外，

還有有機酸及各種營養成分多多，

就算丟下薄薄一片在白開水裡，都能瞬間為白水加分。

全年都有，夏天盛產，

剛好做成美味檸檬汁，讓人生津止渴，

除了榨汁，烹飪調味沙拉烘焙甜品都有它的戲份，

此外還有清潔除臭功能，

連果皮都可以提煉精油，妙用無窮。

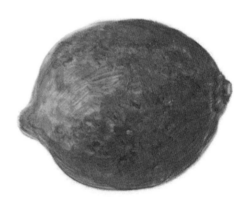

酸酸酸！直接吃、敷臉太刺激了

酸得半死，無法直接吃，竟然還被大家喜愛的水果，大概只有檸檬了。

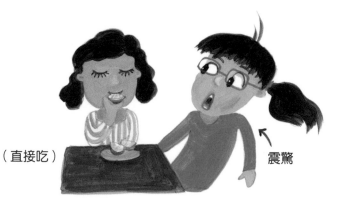

（直接吃）

震驚

妳的胃不會
破掉嗎？

第一次發現有人拿
檸檬來吃的時候，
超震驚！

這樣皮膚會
被腐蝕吧？

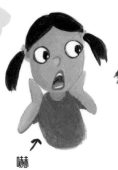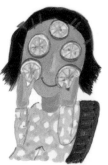

第一次看到有人把檸檬敷
在臉上，也超震驚的……

嚇

（敷臉）

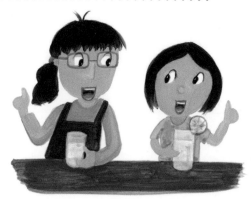

（交換關於檸檬的往事……）

檸檬挑選重新鮮、清洗要乾淨！

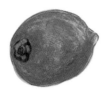
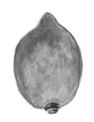

如何挑選檸檬？

想要放久一點，就挑選果皮青綠且光滑油亮，蒂頭青綠沒脫落的，就表示很新鮮；另外，同樣大小越重越有汁，手指按起來也比較有彈性。

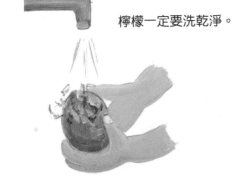

檸檬一定要洗乾淨。

清水沖洗去髒污灰塵。

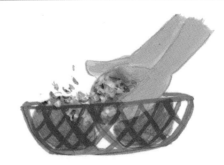

用鹽巴輕輕搓洗去果蠟。

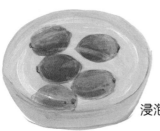

浸泡10分鐘。

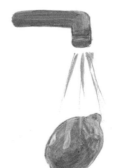

再沖洗一次。

Memo

保持乾燥，用塑膠袋密封後放冰箱，檸檬就能放很久。

檸檬汁的擠法不同，切法就要變！

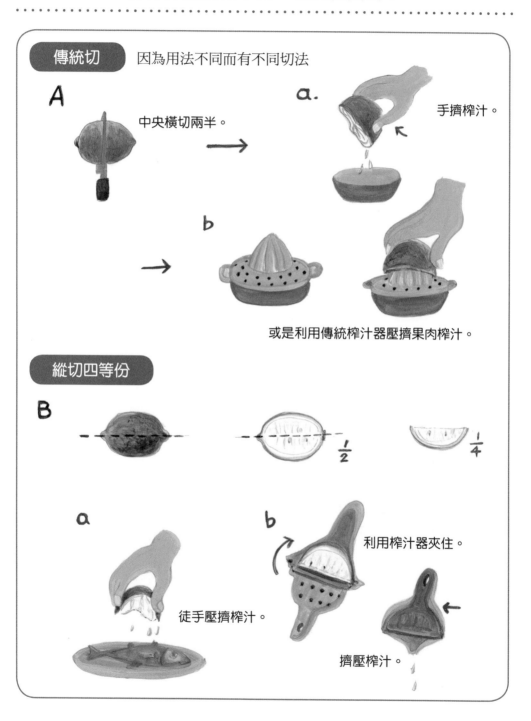

傳統切　因為用法不同而有不同切法

A
中央橫切兩半。

a.
手擠榨汁。

b
或是利用傳統榨汁器壓擠果肉榨汁。

縱切四等份

B
$\frac{1}{2}$　$\frac{1}{4}$

a
徒手壓擠榨汁。

b
利用榨汁器夾住。

擠壓榨汁。

最新潮的檸檬切法，果汁一滴都不浪費！

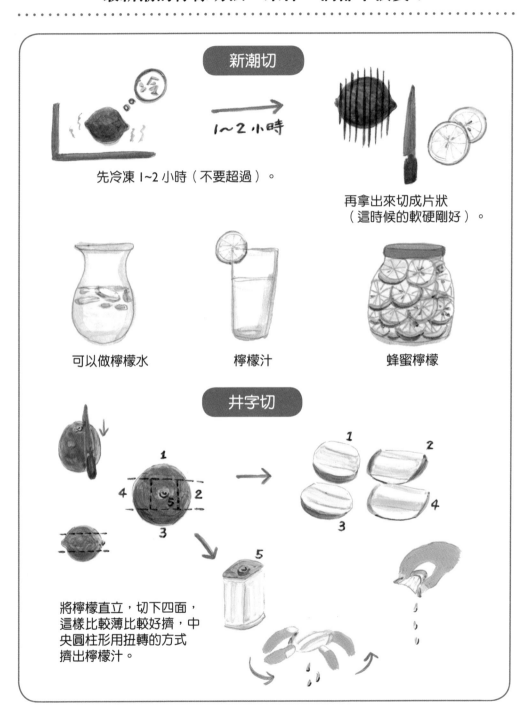

新潮切

先冷凍 1~2 小時（不要超過）。

1~2 小時

再拿出來切成片狀
（這時候的軟硬剛好）。

可以做檸檬水

檸檬汁

蜂蜜檸檬

井字切

1
4 5 2
3

1
2
3
4

5

將檸檬直立，切下四面，
這樣比較薄比較好擠，中
央圓柱形用扭轉的方式
擠出檸檬汁。

省力工具研發，一切都只為檸檬汁！

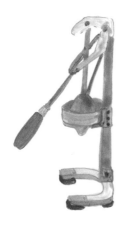 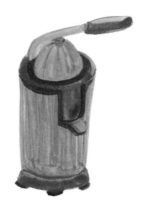 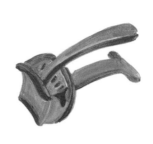

檸檬原汁在人類飲料與烹飪史上歷史悠久、功名顯赫且用途多元，所以長久以來發展出各式各樣的榨汁工具。

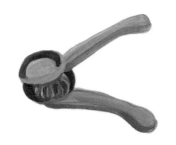

從手指和前面介紹過的最簡式榨汁器，到各種比較省力的工具都有。

檸檬除了拿來喝和吃，也有清潔除臭的功效。

聽說熱檸檬汁可以預防感冒……

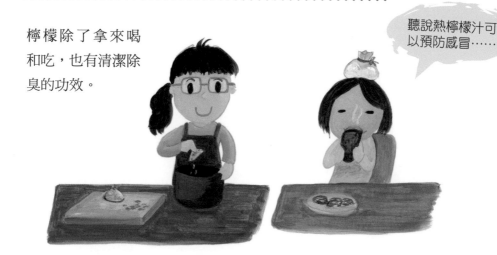

（檸檬加鹽巴可以搓洗砧板）　　　（檸檬蜜餞）

關於檸檬（Lemon）和萊姆（Lime）之間的誤會

大家一向以為，檸檬是綠的，萊姆是黃的，但事實上，這兩種水果還沒成熟都是綠的，越熟一樣就越黃。

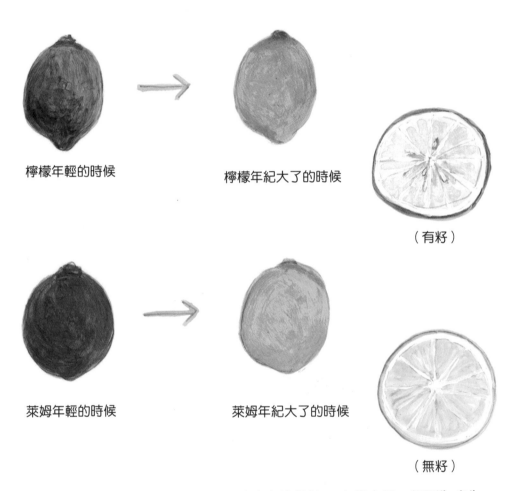

檸檬年輕的時候　　　　　　檸檬年紀大了的時候

（有籽）

萊姆年輕的時候　　　　　　萊姆年紀大了的時候

（無籽）

萊姆是一種無籽檸檬，比較不酸，香味也比較淡，皮薄光滑，但因為多為進口，採收後放得比較久，漸漸變成黃色，所以讓人誤以為萊姆都是黃的。

最簡單的分辨方法就是切開來看，皮厚有籽、果尾有乳凸的是檸檬，皮薄無籽是萊姆。

水果
小花絮

水果生長知識大檢測

想必讀到這裡，大家對水果已經有一定的認識。考一考你，以下這些水果究竟長在哪裡？

連連看，你答對了嗎？

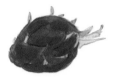　火龍果　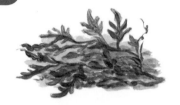

　百香果　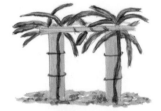

　芒果　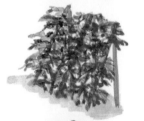

　番茄　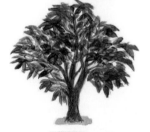

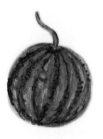　西瓜　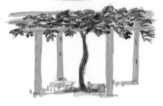

4 秋季香氣！

水果的香氣最能安定心神，

也是判別水果熟度的方法之一。秋風吹起，

花落成就果實的香甜，有最親民的蘋果，

從古至今都很有來頭；中秋節慶味最濃的柚子，

吃法用法真趣咪；寓意最好的柿子，

總是苦味獨吞只分享甜蜜！

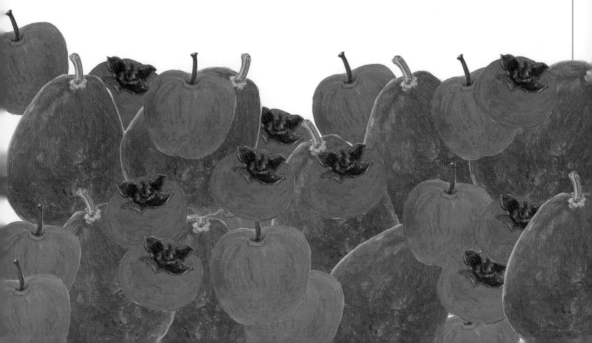

蘋果

充滿奇幻魔力的健康水果

apple

以前蘋果是貴族與上流社會的象徵，

能吃到蘋果是讓人羨慕的幸福，

後來隨著進口的增加，漸漸比較平價，

古早就存在，四季都出現，到處買得到，

讓蘋果成為世界性的水果，

因為諧音蘋蘋（平平）安安好聽，

蘋果也是年節或探病送禮的好物，

近年更因為養生風氣興起，

素有能整腸健胃瘦身美顏好名聲的蘋果更是大受歡迎，

甚至有「一天一蘋果，醫生遠離我」的英文諺語。

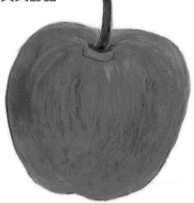

蘋果以前是珍品，現在變得很親民

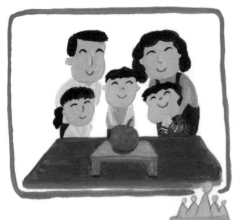

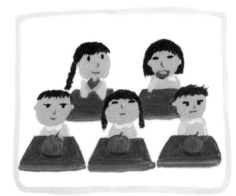

小時候有人送我爸一顆日本來的蘋果，我們放好久都捨不得吃，最後才全家一人吃一小片。

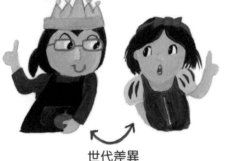

世代差異

真的？我們在學校每天吃一顆都吃到膩了。

自從白雪公主吃了沒削皮的蘋果昏倒以後，

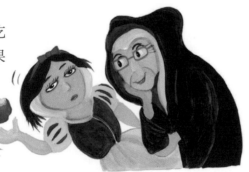

大家對於蘋果要不要削皮就一直爭論不休。有人說蘋果最有營養的就是皮，不吃好可惜；有人說，皮有蠟、有農藥，多吃多風險。

Memo

神話故事裡的金蘋果，童話故事裡的毒蘋果，藝術、科學、聖經、電影和蘋果都有不解之緣，連新時代科技都要冠上蘋果之名，這個世界上，大概再也沒有比蘋果更強大又跨領域風騷的水果了。

就為了削蘋果，工具變變變

所以，有機確定沒蠟、沒有農藥的，我們就連皮吃，不太確定的話就削皮吧。

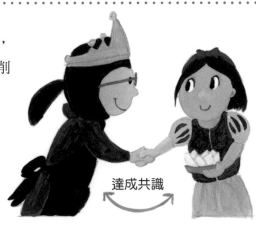

達成共識

蘋果削皮進化史

隨著時代改變，蘋果削皮的方法也有改變。

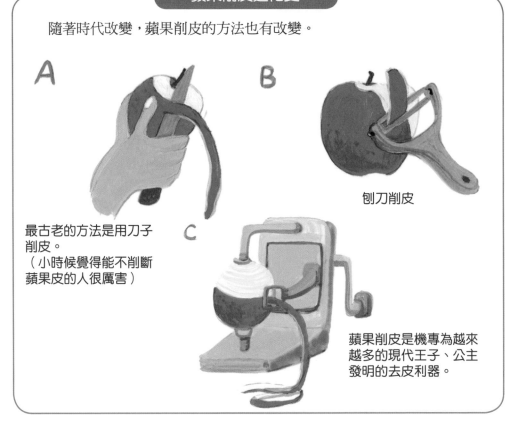

A

最古老的方法是用刀子削皮。
（小時候覺得能不削斷蘋果皮的人很厲害）

B

刨刀削皮

C

蘋果削皮是機專為越來越多的現代王子、公主發明的去皮利器。

超無敵！雙手萬能 + 去核利器

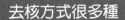

不管有沒有削皮，都要
去果核。

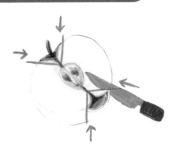

先切對半，再三
角斜切去蒂頭、
蒂尾。

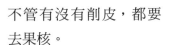

A

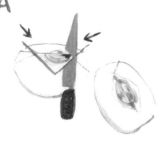

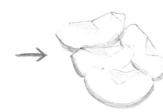

再對切成 1/4 後，
三角斜切去果核。

B

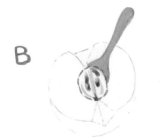

或是用湯匙挖去果
核，然後切片。

C

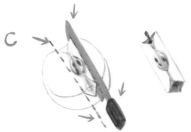

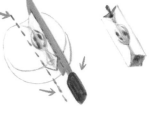

直接左右斜切三角，同時切
去蒂頭、蒂尾和果核。

D

或是使用去核器。

E

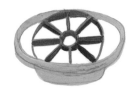
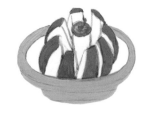

借助切蘋果器壓下去就一體成形。

F

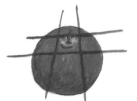
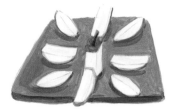

井字切，四刀變九塊。

G

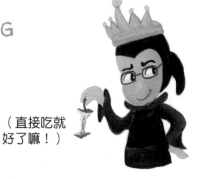

（直接吃就好了嘛！）

蘋果畢竟是歷史悠久的水果，切法非常多。不過，最古老的是整顆直接吃，吃到剩下中間果核再丟棄即可。

防止削好的蘋果氧化變色最好的方法是：

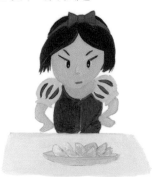

A 馬上吃掉！

B 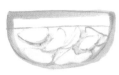 放入水中。

C 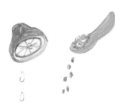 浸泡檸檬水或鹽水（或是浸泡維生素 C 含量高的果汁）更好。

找一找,哪些是食物?哪些是食品?

蘋果可以用來做非常多東西,找一找哪些是以蘋果當食材,而又有哪些一點蘋果都沒有!

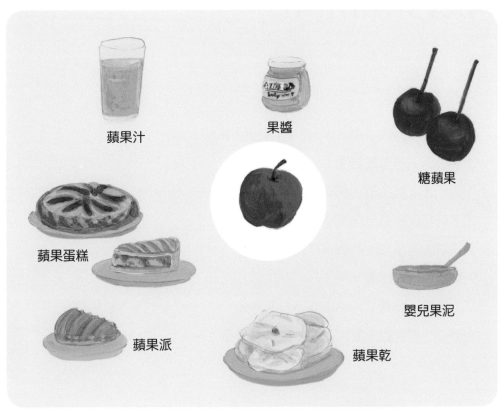

蘋果汁

果醬

糖蘋果

蘋果蛋糕

嬰兒果泥

蘋果派

蘋果乾

猜對了嗎?只有蘋果麵包,裡面並沒有蘋果。

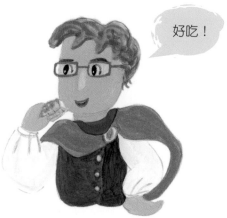

好吃!

蘋果麵包

柿子
柿柿如嘴意，要脆要軟隨人挑

persimmon

「柿子挑軟的吃」是大家耳熟能詳的俚語，

因此少有人不認識柿子，

可是，人家柿子明明也有脆又好吃的品種，

尤其近年來台灣果農栽種成功的日本甜柿，

更是香脆又甜滋滋的柿子極品。

外型顏色圓潤甜美，

加上事事（柿柿）如意諧音好聽寓意佳，

也讓柿子的身影常常出現在圖畫與藝術品上。

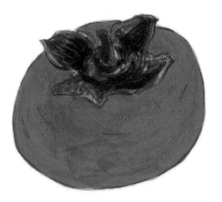

去除澀味，成就柿子的美味

柿子的種類很多，依照能不能在樹上自行脫澀，分為：

甜柿……在樹上就脫澀的。

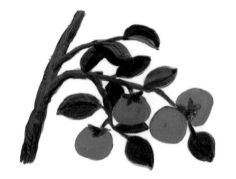

澀柿……在樹上不熟，必須經過人工脫澀的。

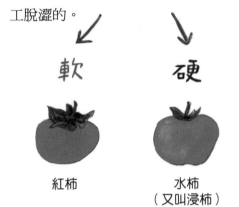

軟　　　　　硬

紅柿　　　　　水柿
（又叫浸柿）

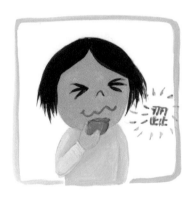

吃到沒熟的柿子會很澀，那個叫做鞣酸（單寧酸）會咬嘴（嘴麻麻澀澀的）。

未熟的柿子要放在室溫處，等熟了再冷藏。

果蒂　　顏色淺的比較脆

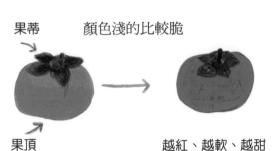

果頂　　　　　越紅、越軟、越甜

Memo

柿子是一種很古老的水果，據說能潤肺止咳通腸醒酒，頗受中醫師好評，加上柿子樹適應力強，可以活很久又結果不斷，戰亂時柿子餅還能囤積解糧荒，凡此種種，讓柿子在歷史與文學上，留下了許多紀載。

去皮與否，竟然是美味關鍵

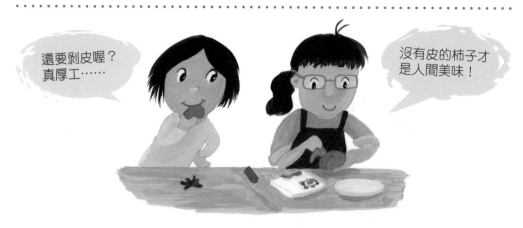

還要剝皮喔？真厚工……

沒有皮的柿子才是人間美味！

軟柿子洗乾淨，剝掉果蒂，要直接吃或去皮吃，完全是看個人喜好……

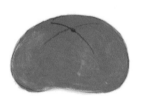

要剝皮時，可以先在頂部用刀劃十字，再向四面把皮剝開。

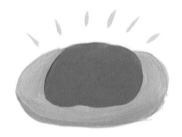

剝皮後的柿子，果肉呈現非常美麗的橘紅色霧霧感。

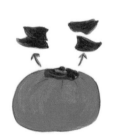

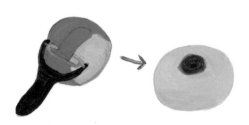

脆柿子的話，就要洗乾淨，剝去果蒂葉片，然後削皮。

生柿子鮮甜、風乾柿餅好滋味

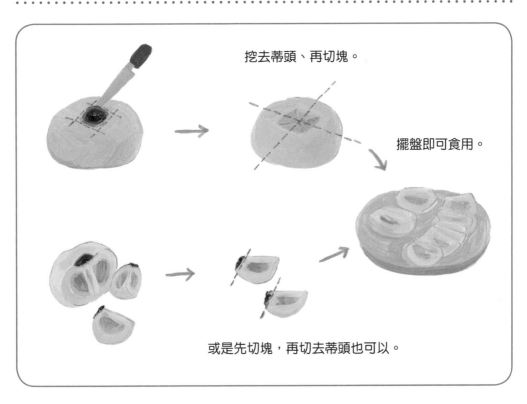

挖去蒂頭、再切塊。

擺盤即可食用。

或是先切塊，再切去蒂頭也可以。

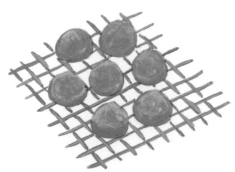

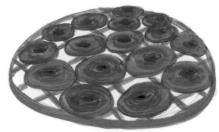

柿餅

傳統作法是柿子削皮後自然曝曬，在乾燥溫和的環境下，逐漸脫去澀味及水分。現在則會使用機器加溫烘烤。

柿餅呈暗紅色，表面一層白色粉狀物為果糖的結晶稱為「柿霜」，是名貴中藥材。

柚子　最應景的中秋果，一吃停不了

pomelo

能和節日緊密連結的水果，柚子算是第一名，

中秋賞月時，除了應景的月餅之外，吃柚子是一定要的，

而素有美名的麻豆文旦更號稱柚子中的名牌，

如果還加上「老欉」兩個字就更顯高級了，

越老的樹越能結出甜美的果實，這點相當異於常人，

柚子還有一個令人讚賞的優點，

就是皮厚不怕摸又耐久藏，

不像有些嬌嫩的水果輕輕碰一下就烏青，

放幾天就不行了。

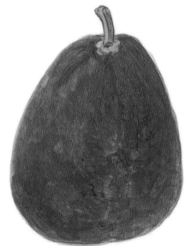

吃柚子也有歡樂的餘興節目

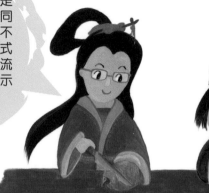

在台灣戴柚子皮帽是許多人小時候的共同回憶，這代表無人不知無人不曉的傳統式柚子皮剝法的淵遠流長，不知道的人表示是很年幼的世代。

哦？是嗎？怎麼切？

（很故意）

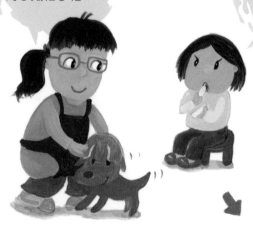

以前的孩子都等著媽媽剝柚子，不是為了吃柚子，而是為了戴柚子帽。

才不是咧，是你們大人自己很樂，尋小孩開心吧，其實小孩說不定是迫於無奈……

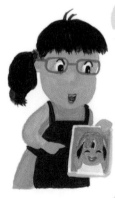

妳小時候明明戴得很快樂！

（題外話）兒童自主意識高漲後，讓爸爸媽媽們失去不少樂趣。

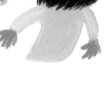

（有圖有真相）

一體成形柚子帽，好吃又開心

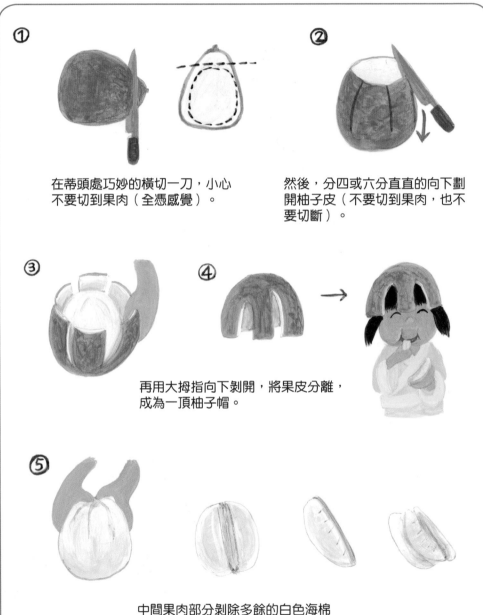

① 在蒂頭處巧妙的橫切一刀，小心不要切到果肉（全憑感覺）。

② 然後，分四或六分直直的向下劃開柚子皮（不要切到果肉，也不要切斷）。

③ ④ 再用大拇指向下剝開，將果皮分離，成為一頂柚子帽。

⑤ 中間果肉部分剝除多餘的白色海棉質，用大拇指插入中心，將果肉分兩半，再逐一分瓣剝開薄膜。

新式剝法，柚子外皮當容器！

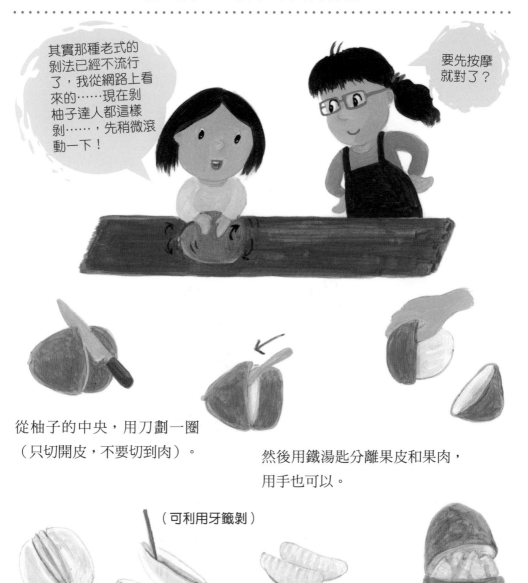

從柚子的中央，用刀劃一圈
（只切開皮，不要切到肉）。

然後用鐵湯匙分離果皮和果肉，
用手也可以。

（可利用牙籤剝）

而且柚子皮還可以做成容器，更新潮的是內餡通通剝好擺進去。

老得好！柚子外皮越皺就越甜

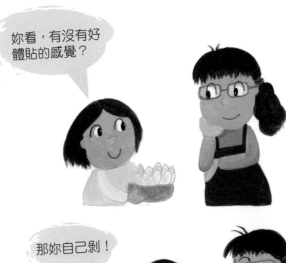

妳看，有沒有好體貼的感覺？

了不起！可是我們家的家教是，不要吃別人的手指摸過的水果，我媽說那樣不衛生。

那妳自己剝！

啥？

中秋節過這麼久了，柚子還剩好多，都放到年老色衰，皺巴巴了。

不用擔心，放久了皮啵啵的反而越甜哩！

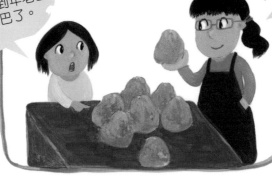

越老越甜，跟女人一樣喔（有嗎？）

Memo

柚子可以拿來煮雞湯，做柚子茶、柚子果醬。過了中秋節才成熟的大白柚，也是鮮甜多汁，緊接文旦登場讓人應接不暇。

水果小花絮 小時候沒有的水果

阿嬤世代

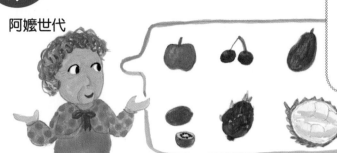

我小時候沒有吃過蘋果、櫻桃、奇異果、火龍果，酪梨好像也沒有（那是水果嗎？），榴槤也沒吃過。

媽咪世代

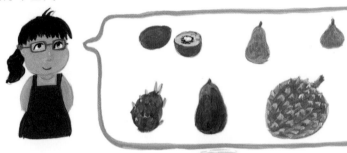

我小時候沒有吃過奇異果、火龍果、西洋梨，酪梨好像也沒有，無花果、榴槤也沒吃過。

年輕世代

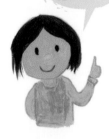

我什麼都吃過！

那不是樹枝啦！

甘蔗妳有吃過嗎？

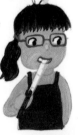

甘蔗好像沒有直接吃，是煮在火鍋裡面，樹枝怎麼會是水果咧？

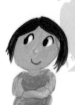

★隨著時代的改變，種植技術的改良，與世界貿易的發達，水果市場的內容也是有很大的改變。

呃，我有吃過仙桃，妳有嗎？

仙桃是水果嗎？

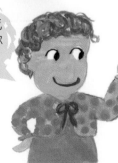

5 冬季獨享！

號稱世界多種類的柑橘、少女心噴發的草莓、

潤喉潤肺的枇杷、神似佛頭的釋迦、

吃莖不吃果的甘蔗、享有青蘋果美名的蜜棗……，

是冬天讓人眉開眼笑、嘴甜心歡喜的天賜水果，

還有新潮切法和吃法推陳出新，

真是令人嘖嘖稱奇！

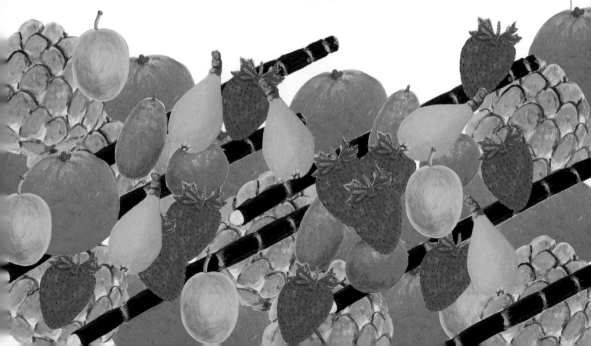

釋迦

佛頭果的香甜是世間絕品

sugar apple

釋迦肉白細緻又香又甜有沙沙感，

近年品種一再改良，越種越大顆，

擠身年節送禮行列，身價不可同日而語。

改良品種的鳳梨釋迦，

因口味甜中帶酸有鳳梨味而得名，

不像傳統釋迦果肉分瓣，

表皮光滑切開食用，肉多籽少相當受到歡迎。

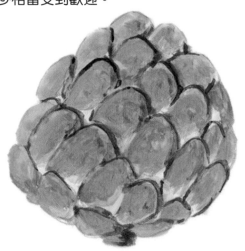

理由超瞎！釋迦不能上貢桌

小時候還以為有一個叫做摩尼的人，因為頭髮長得很像釋迦，所以被叫做釋迦摩尼……（其實不是）。

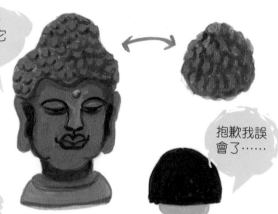

是它像我，不是我像它好嗎？

抱歉我誤會了……

好棒，妹妹吃釋迦會吐籽了喔……

釋迦因為肉包籽，籽又多，常常被用來當作訓練小孩舌頭靈活與耐心的水果，吃釋迦會吐籽是非常重要的成長指標。

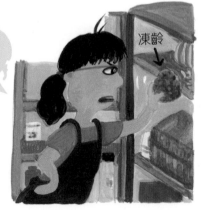

喂！誰把沒熟的釋迦放進冰箱啊？

凍齡

還沒有熟的釋迦，絕對不可以放冰箱，不然會變「啞巴」，就是台語說的「永遠不會熟了」。

Memo

　　在眾多水果中，要說最有佛緣的，釋迦絕對當之無愧，雖然如此，卻也因為長得太像無緣上貢桌，佛頭果不能供佛誠屬遺憾！

香軟釋迦優雅吃！

釋迦沒熟很難吃，要打開包裝放在通風處，待變軟熟透才好吃，但也不要放到裂掉就太熟了。

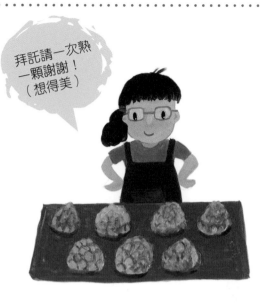
拜託請一次熟一顆謝謝！
（想得美）

熟透的釋迦輕輕拿起來，手感是軟的。要吃的時候先先剝一半，再剝成小塊吃。

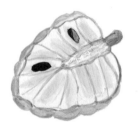

以前，大家都直接剝開來，用手拿著吃。

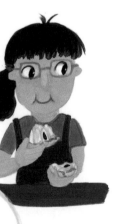

現在比較優雅，剝開後一手捧著，一手用湯匙挖著吃。

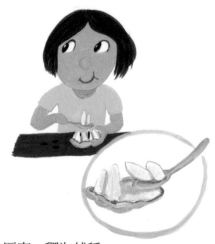

當然也是因為果農太厲害，釋迦越種越大顆，很難整顆拿著吃了。

吃鳳梨釋迦就得動用刀叉

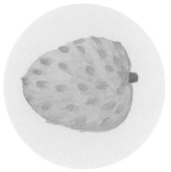

鳳梨釋迦,就是要
切開吃。

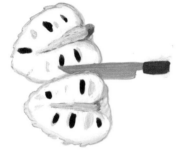
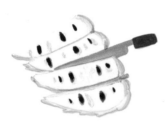

洗乾淨對半縱切開,
再縱切成三或四片

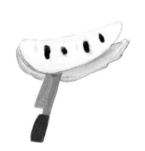
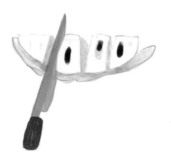

沿著果皮邊緣將果肉
切開,再將果肉切
塊,擺盤,用叉子吃。

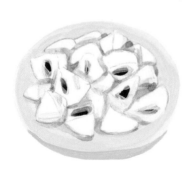
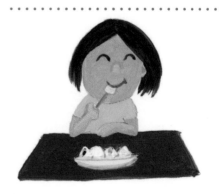

柑橘 橘子、椪柑、柳丁酸甜又吉利

citrus fruit

橘子其實是一種通俗的說法，柑橘則是統稱，

仔細說起來，還有椪柑、桶柑、海梨仔、茂谷柑等等，

冬天其他水果少的時候，水果攤就是柑橘類的天下了，

過年過節剛好大吉大利好應景。

柑橘類是世界上產量最多的水果，

原生地在中國，生長歷史悠久，中文名稱一向很混淆，

大約是橘比柑好剝，柑比橙好剝，橙其實就是俗稱柳丁。

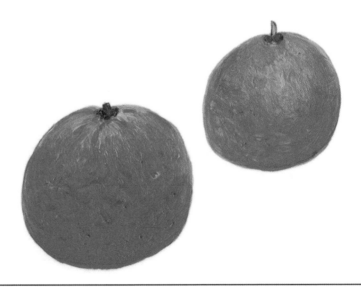

葡萄柚、金桔

grapefruit, kumquat

同為柑橘的兄弟，主要來自進口的葡萄柚，

因為高纖又熱量低，成為時髦養生瘦身的象徵，

葡萄柚汁更與柳橙汁並列為果汁市場的大哥、大姊大。

金柑，又稱金桔或金棗，宜蘭種很多，

一般果皮鮮橙色、光滑、味甜，

果肉反而比較酸，是少數皮比肉好吃的水果，

鮮食比較少，多拿來做蜜餞、沾醬，

或是整株盆栽當觀賞，吉利又有氣氛。

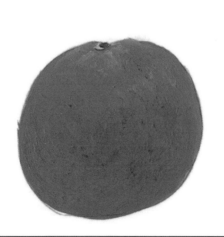
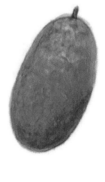

沒道理？！有些橘子越醜越甜

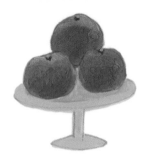

橘子要選擇果型飽滿，底部有一點凹陷的，毛孔小表示皮薄，果實有沉重感的比較多汁，顏色呈現橘紅色表示日曬充足，比較美味。橘子買回來，可以放在通風處兩、三天再吃。

通常橘子皮外表的疤痕並不影響橘子的美味，還有一種外表越醜反而甜美的橘子，便是「火燒柑」的特徵。

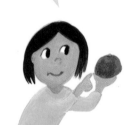

這顆皮膚有風吹日曬的痕跡……

不要以貌取柑。

（很有同理心）

老媽剝一個橘子給妳吃。

且慢！

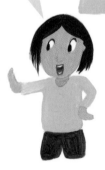

橘子容易剝，方便吃，鮮食為主。

為了避免手沾了表皮的農藥又摸果肉，不小心就吃進農藥，最好還是先清水沖洗。

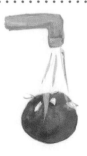

酷又炫！一看便知是高手剝的橘子

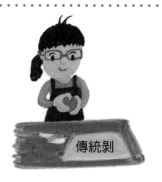

傳統剝

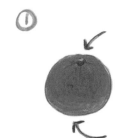

① 頭尾的皮比較鬆，相對沒有緊貼果肉。

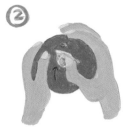

② 先用大拇指的指甲輕輕在頭或尾端摳出一個缺口，再慢慢把皮剝開，什麼方向都可以喔！

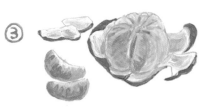

③ 然後裡面果肉一瓣一瓣剝下來直接吃。

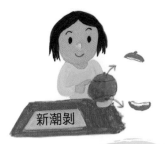

新潮剝

① 用指甲在橘子上下畫出兩個環狀，剝掉上下兩個區域。

② 選一個凹槽處縱向剝開一道。

妳看很炫吧！

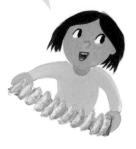

③ 將皮往兩邊展開，用手指略略將橘瓣分開，變成一整排。

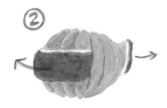

不過就剝個橘子，搞那麼多花樣……

★橘子瓣上的白絡（纖維）是可以直接吃的，預防便秘又清熱。

柳丁果肉結實，就是要切著吃！

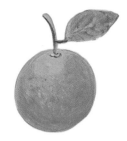

柳橙以果粒結實、彈性飽滿，外皮細緻光滑為佳。因為皮與果肉緊密結合，不像橘子可輕鬆剝皮，果肉也不易一瓣一瓣地分開，所以通常用切的。

一樣要先清水沖洗乾淨，最好是擦乾，濕答答的看起來就是不舒服。

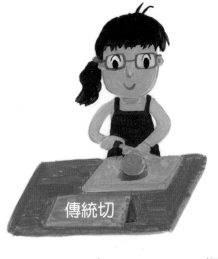

傳統切法都是縱切，切半再切半。

$$1 \rightarrow \frac{1}{2}$$

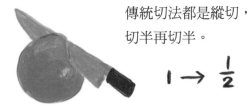

$$\frac{1}{2} \rightarrow \frac{1}{4}$$

$$\frac{1}{6} \nearrow$$

覺得 1/4 太大，也可以切 1/6 比較剛好。

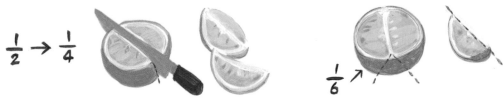

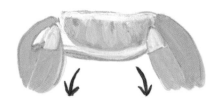

用大拇指將兩頭的皮往外剝開，直接吃果肉，中間纖維較硬部分可以先咬掉，或是切掉。

轉個方向切，好剝又好榨汁！

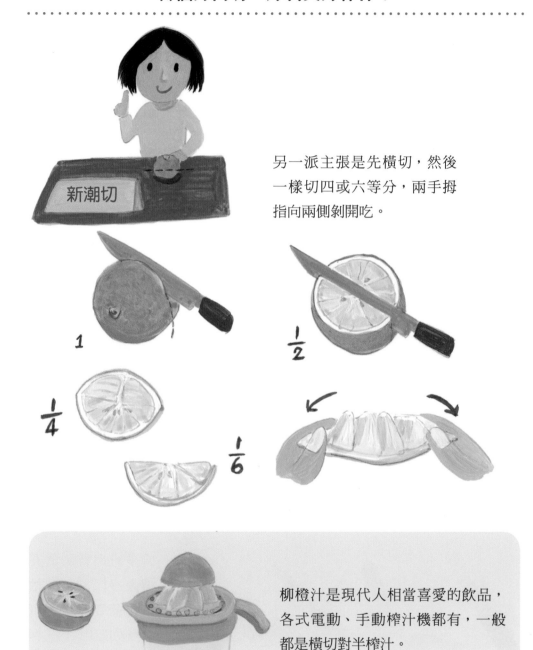

另一派主張是先橫切，然後一樣切四或六等分，兩手拇指向兩側剝開吃。

1

$\frac{1}{2}$

$\frac{1}{4}$

$\frac{1}{6}$

柳橙汁是現代人相當喜愛的飲品，各式電動、手動榨汁機都有，一般都是橫切對半榨汁。

耐放葡萄柚，吃法跟柳丁一樣親民！

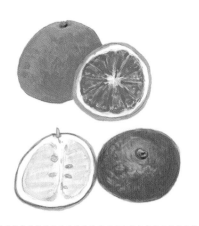

葡萄柚有白肉和紅肉之別，通常紅肉比較甜。

和柚子一樣，摘下來後放一段時間比較好吃，葡萄柚很耐放，通風陰涼處約三、四週沒問題。

吃之前一樣記得用水清洗表皮後再切來吃。

吃法和切法幾乎都和柳丁一樣，但比較多是橫切。

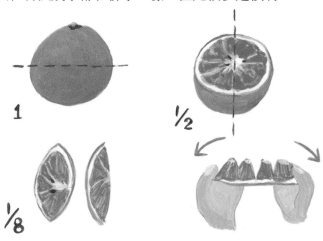

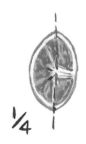

1

½

¼

⅛

切好之後，可以用手剝開果皮直接享用。

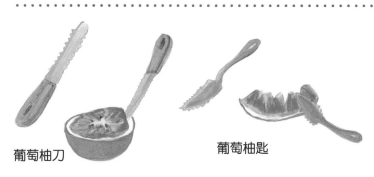

葡萄柚刀

葡萄柚匙

或是使用特製的有鋸齒邊緣的葡萄柚刀和葡萄柚匙，可以輕易挖出果肉（柳丁也適用）。

厲害！鮮吃、飲品、搵醬、擺飾都行！

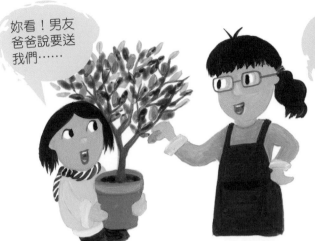

妳看！男友爸爸說要送我們……

真假？不會是塑膠做的吧？我吃一粒試試看……

金柑，常用於農曆過年室內佈置，增加年節氣氛，也可用來美化庭園。

呃～好酸！

應該是擺好看的吧！而且妳也沒有洗……

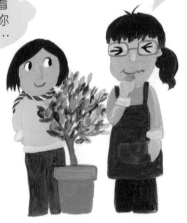

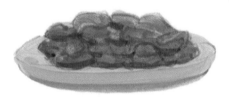

橢圓形的金柑又叫金棗，常被拿來做蜜餞。

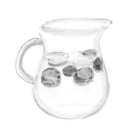

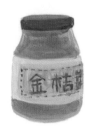

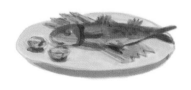

圓圓的金桔，則多用於料理的調味或裝飾，或是做成飲品（金桔檸檬飲之類）。

草莓 甜心草莓讓少女心大噴發！

strawberry

草莓引進台灣自種年代比較晚，

老一輩的人往往是先吃過各種人工草莓口味食品，

後來才嚐到新鮮草莓，然後發現兩者相去甚遠。

冬末春初草莓漸多，1 到 3 月盛產時，

各種草莓季活動應運而生。

草莓因為皮薄肉嫩嬌滴滴易受損，

無辜被用來指射抗壓性差的年輕人，

也因為外型如心，滋味酸甜卻很脆弱，

而常被用來影射愛情。

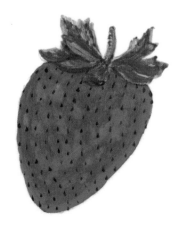

採草莓是很棒的親子活動！

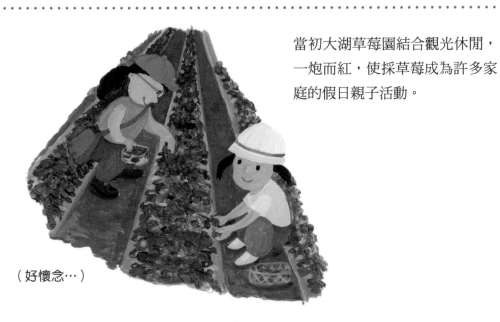

當初大湖草莓園結合觀光休閒，一炮而紅，使採草莓成為許多家庭的假日親子活動。

（好懷念⋯）

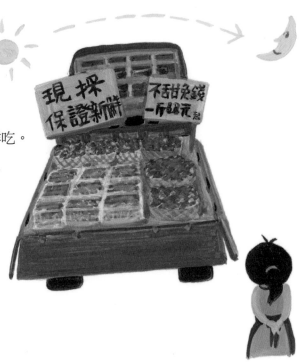

因為不耐久放，草莓要趁新鮮吃。當日現採是重要廣告訴求⋯⋯

不過，常有賣了一整天仍然號稱現採的草莓。

洗草莓就像幫寶寶洗澡般輕柔

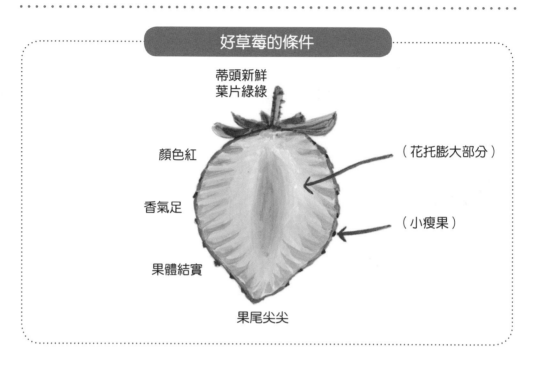

好草莓的條件

蒂頭新鮮
葉片綠綠

顏色紅

（花托膨大部分）

香氣足

（小瘦果）

果體結實

果尾尖尖

清洗草莓要領

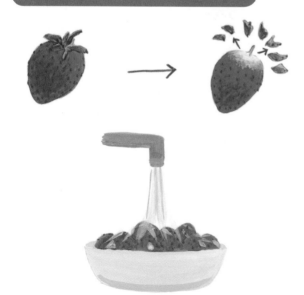

摘除葉片，但不要先把蒂頭去掉。

以流動清水輕輕清洗，用手撥弄草莓徹底清潔，將水倒掉後重複約3次。（輕輕洗，不要用力搓）

★千萬不要浸泡，以免水分進入果肉影響風味。

琳琅滿目的草莓食品，喜歡吃哪一味？

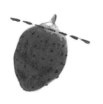

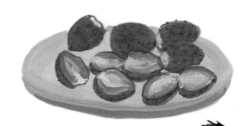

可以切片，
也可以整顆吃。

洗好才切去蒂頭。

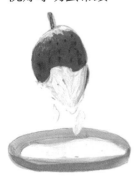

古時候的草莓沒
有那麼甜，所以幾
乎都沾煉乳吃（古
早味吃法）。

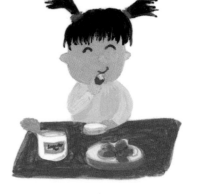

外表美麗，顏色好看，裝飾性十足的草莓常變化為各種製品……

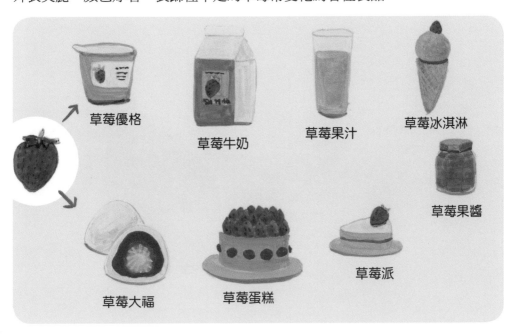

草莓優格

草莓牛奶

草莓果汁

草莓冰淇淋

草莓果醬

草莓大福

草莓蛋糕

草莓派

枇杷

生吃鮮美，亦可熬製成潤喉好物

loquat

枇杷也是來自中國的古老水果，

初來乍到時並不好吃，

後來才又從日本引進比較優良的品種，

改良而成為現今中部地區冬春之交盛產的水果。

栽培過程從修剪、疏果、套袋到採收，

需求大量人工與技術，是相當厚工的水果。

自古枇杷就以能潤肺止咳化痰聞名，頗受中醫推崇。

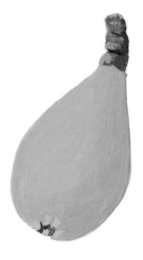

枇杷的保存、剝皮、吃法分享

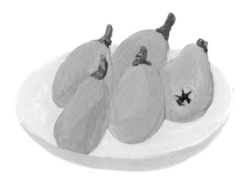

枇杷買回來可以放
室溫三五天，然後
盡快吃掉，不要放
冰箱，不然會變皺
巴巴不好吃。

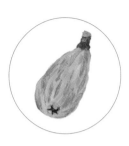

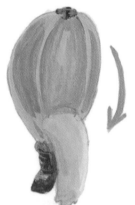

枇杷洗淨，用手握住
果蒂端，倒過來從上
往下剝，直接用手拿
著吃很方便。

到底從哪一頭開始剝
皮才對，各家說法見
仁見智，總是各人習
慣不同所致。

小時候我們
都從頭開始
剝……

網路上說，剝
皮前先用指甲
將外表刮一遍，
比較好剝。

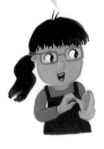
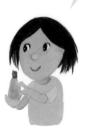

自製枇杷膏

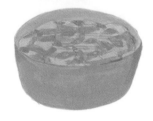

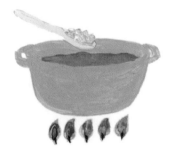

完熟的枇杷洗淨，去除皮
和籽，剝小塊，加冰糖及
水，以小火熬煮成黏稠狀。

另外，冰糖枇杷、枇杷銀
耳湯也是潤喉好物。

甘蔗　甜滋滋的補血甘蔗！

sugar cane

百分之八十以上都是水分的甘蔗，

因為糖分高被叫做「糖水倉庫」，

可以榨汁，可以製糖，

含鐵量也比其他水果高很多而被說是「補血果」。

可是甘蔗吃的不是果實而是吸取莖的汁液，

近年來，大家嫌麻煩，鮮食甘蔗的人變少了，

取代的是購買榨好的甘蔗汁，或拿甘蔗來料理，

還有當作火鍋或是滷味的湯底，

漸漸地「倒吃甘蔗」的俗諺，就少人去印證了。

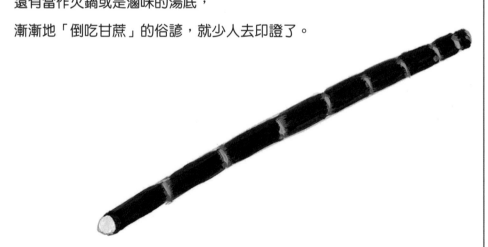

以前啃甘蔗，現在喝甘蔗

甘蔗是吃莖，主要是啃咬咀嚼，吞嚥汁液，然後吐出渣渣。在過去沒有太多零食的歲月，吃甘蔗、啃甘蔗、ㄅㄛˇ甘蔗……，是許多人童年回憶裡美好的一頁。

甘蔗是一種由老闆負責削皮的水果……

老闆俐落的削去甘蔗皮，再切段放進塑膠袋，一支甘蔗剛好一大包。

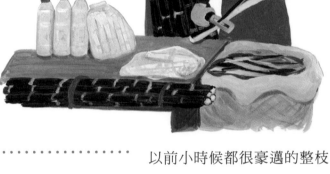

以前小時候都很豪邁的整枝拿起來咬，吞下汁液，然後很瀟灑地吐出甘蔗渣……

吸汁吐渣渣不會很像吃檳榔嗎？我們上次露營倒是有烤甘蔗喔！

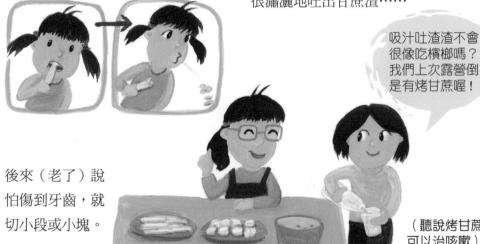

後來（老了）說怕傷到牙齒，就切小段或小塊。

（聽說烤甘蔗可以治咳嗽）

蜜棗

寓意極好的台灣青蘋果

jujube

說到蜜棗，

有人想到紅的，有人想到綠的，

綠綠脆脆我們當水果吃的，是來自熱帶的印度棗。

以台灣南部為主要產地。

俗稱紅棗黑棗比較多是曬乾當飲品或入菜的，

是溫帶的大陸棗，

小時候總是會在過年前後吃到棗子，

或是婚宴上擺上一盤宴客，

取其吃棗子「早生貴子」之意。

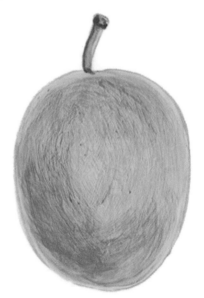

一級棒！吃很好的牛奶蜜棗

辨熟度

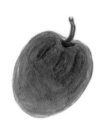
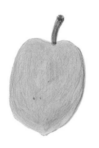
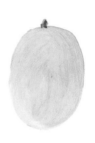

熟度越高甜度越高，通常選八分熟（翠綠）到九分熟（黃綠）之間最剛好。

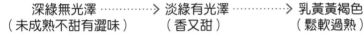

深綠無光澤 ⋯⋯⋯⋯> 淡綠有光澤 ⋯⋯⋯⋯> 乳黃黃褐色
（未成熟不甜有澀味）　　（香又甜）　　　　（鬆軟過熟）

選外型

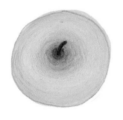
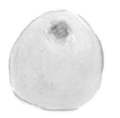

外型飽滿、果柄周圍　　　果尾尖端沒有變褐色
凹處深廣且無皺褶。　　　（過熟）比較好。

因為品種不同，有的蜜棗比較圓，有的比較長。

有農友想出給棗樹喝發酵牛奶和特調優格的有機肥，因而培育出「牛奶棗」，皮薄清脆又大又香甜。其中以高雄大社的超級大蜜棗精品級禮盒最有名。

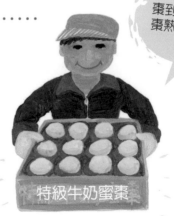

棗到新年到，棗熟棗福氣！

特級牛奶蜜棗

蜜棗洗淨連皮吃，味甜多汁

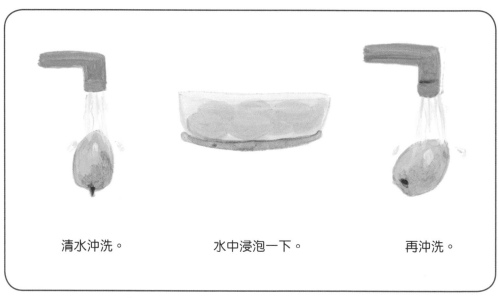

清水沖洗。　　　　水中浸泡一下。　　　　再沖洗。

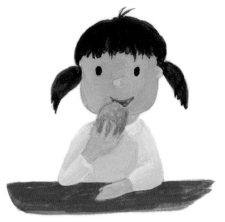

整顆直接吃……

以前蜜棗都沒有很大顆，洗乾淨就直接吃，現在越種越大顆，啃起來有點傷牙齒。

太大顆可以切片後再享用。

Memo

近年蜜棗栽培技術精進，網室、套袋應運而生，甜度、肉質再升級，更降低農藥的使用。過去小小不起眼的綠色蜜棗，改良後號稱台灣青蘋果，不但耀升高級水果，也以未來之星的姿態成為台灣冬季重要水果，並進軍國際市場進軍。

取出蜜棗果核，輕而易舉

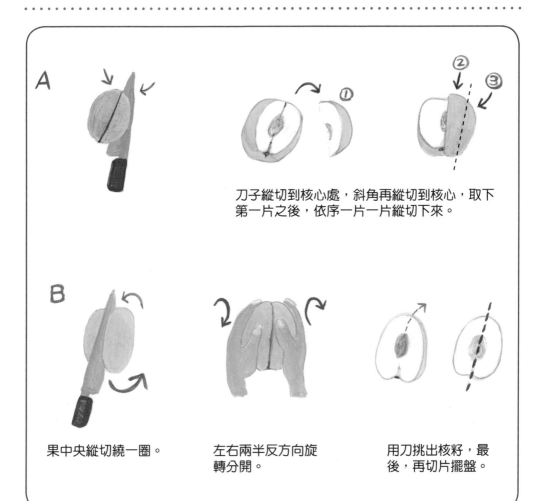

A

刀子縱切到核心處，斜角再縱切到核心，取下第一片之後，依序一片一片縱切下來。

B

果中央縱切繞一圈。

左右兩半反方向旋轉分開。

用刀挑出核籽，最後，再切片擺盤。

Memo

很多人可能不知道，蜜棗的維生素 C 比檸檬高，蛋白質跟香蕉不相上下，肉質鮮嫩多汁，抗氧化又養顏美容。

水果
小花絮

水果敬鬼神，大大有學問！

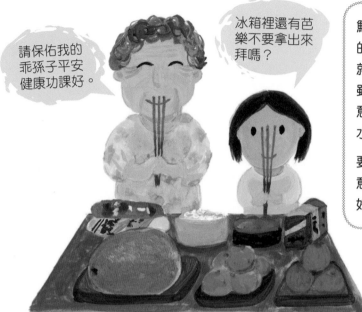

請保佑我的乖孫子平安健康功課好。

冰箱裡還有芭樂不要拿出來拜嗎？

鮮花四果，四果指的是四季水果，也就是當季的水果，雖然說拜拜是拜誠意，但是要拜哪些水果也是有原因的。

要嘛名字好，要嘛意思好，都是拜拜好貢品……

蘋果
（平平安安）

香蕉
（招來福氣）

水梨
（有水則發）

橘子
（大吉大利）

柿子
（事事如意）

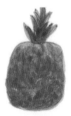

鳳梨
（旺旺來）

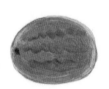

西瓜
（頂呱呱）

柚子
（有子帶子）

香瓜
（子孫綿延）

不能放上貢桌的水果也很多！

忌諱也是有，像是中元普渡不能用香蕉、鳳梨、葡萄，或是一整串的水果，是怕招來太多好兄弟。

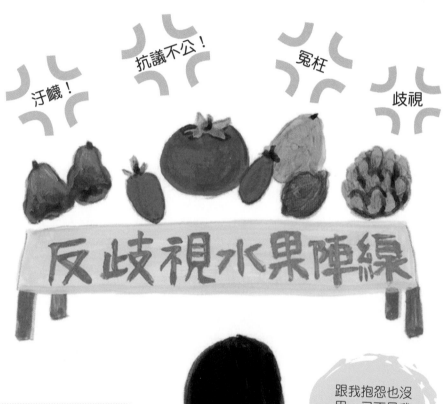

汙衊！

抗議不公！

冤枉

歧視

反歧視水果陣線

跟我抱怨也沒用，又不是我規定的。

平常拜拜，多籽又不消化的番茄、芭樂、百香果、石榴也不太適合，空心的水果像蓮霧會被說無心，太酸會澀像楊桃、檸檬，長太像（佛頭）的釋迦也不行……

寫在畫到手快斷掉的時候

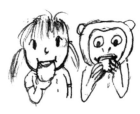

這本書無疑是我所有的作品裡，頁數最多的一本，對純手繪的人來說，實在是一種累死人的工作，誰叫台灣水果這麼多呢！不只多，每一種每一樣變化多才是麻煩。

記得十幾年前剛開始畫繪本的時候，如果需要找資料，都得剪報紙、翻雜誌，找圖鑑、參考書，或自己去拍照，相當耗時費功夫，我們有認真做這種功課的人，總是會受到讚揚，曾幾何時，時代來到了隨便打上「西瓜」兩個字，就可以得到幾百筆資料的情況，想知道西瓜怎麼切，網路上也有二三十個人、用三四十種方法切給你看，導致我們再也難以向人炫耀自己收集了幾千個檔案的水果正面側面上面下面。

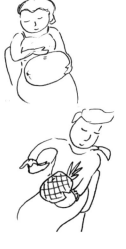

資料滿溢的時代，有整理的才是資源，查證與去蕪存菁的困難大增，所以其實也沒有比剪報時代輕鬆，剪法不同而已。

既然收集資料大家都會，只好來比畫工，我們這一筆一畫親力親為，細細瑣瑣畫起來只能心急無法加速，奈何時代進步，比劃比劃就一顆美美的蘋果電繪完成，樣子比你手繪還更逼真。

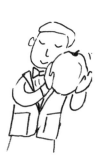

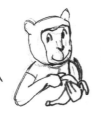

所以，畫這本書的過程，實不相瞞是一個不斷眼冒金星，同時懷疑自己的過程——我到底在幹嘛啊？！之所以能夠繼續，除了答應都答應了，一定要做出來的原則之外，是自己在閱讀這些相關資料時，知曉了那些從小吃到大的水果，有許多有趣的歷史、故事和知識，也想起了這些水果留給我們的美好時光與回憶，一邊在書寫的時候，不自覺的嘴角上揚。同時，因為水果相關的種種事物，也讓我察覺世代間的許多差異，不同的喜好、不同的理解與不同的應用，時代從未停止改變，很多事情已然不同，不是好壞之別，只是不同而已，因為這樣的理解，書中的母女，便有了有趣的對話與互動，感謝出版社包容我的任性，讓我不只是在畫工具書，更是在畫故事書。

從最初的提案，到終於完成，已經兩年過去，四季水果也已吃過兩輪，我日以繼夜繪圖的手臂肩頸靠著常常推拿而不至於報廢，眼珠子滾落桌面好幾次，幸好有及時撿回來，畫完最後一張圖時，連自己都感動落淚喜極而泣，這不只是一本要吃水果的書、愛吃水果的書，更是喜愛水果的書，然後我竟然能夠完成。

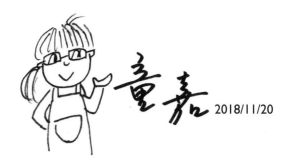

童嘉 2018/11/20

後記的後記——寫在書出版之後

讀者回饋篇（讀者回饋太太太多，篇幅所限，精選 6 則）

1. 讀者回饋最多：本書促進親子互動，提供許多有趣的話題。

A 組

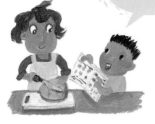
童嘉老師說可以這樣切！
了不起！你來……

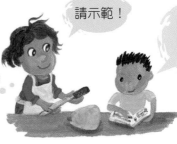
請示範！
哦……我先研究一下……

→切法詳見本書 P153 說明

B 組

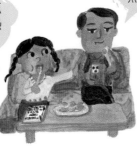
爸，你知道怎麼看哈密瓜熟了沒嗎？
這瓜太熟了！

你看喔～就是先……然後……
嘖嘖，懂好多！

→切法詳見本書 P50 說明

2. 讀者回饋最感動：獲得童爸童媽的讚賞。

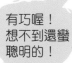
有巧喔！想不到還蠻聰明的！

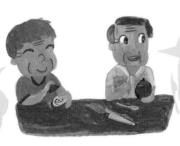
我們看了妳的書以後，百香果都改成這樣切，確實就不會沾到手，或是果汁不小心流出來了。

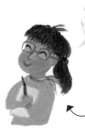
嗯嗯嗯…對啊

← 平日很少有被誇獎，好開心

→切法詳見本書 P112 說明

3. 讀者回饋最積極：實際操作，便知有沒有。

A 組

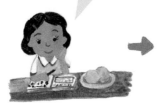

太好了！照著做……

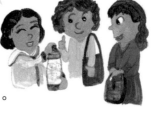

童嘉老師書上教的……

哇！真的！

真是好辦法！

不只照著做，
還到處去宣傳。

→ 切法詳見本書 P134 說明

B 組

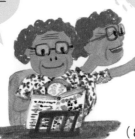

真假？我不信！
活這麼久沒有這樣切過！

你去買鳳梨、芭樂、酪梨、楊桃、芒果……來！

通通都要試嗎？

（80 歲母親）

（50 歲女兒）

4. 讀者回饋頗意外：原來只有我家這樣吃。

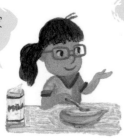

原來只有我家這樣吃……

沒有。

沒試過。

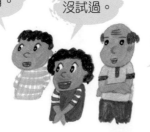

我們不可能一個人吃半個啦！

→ 木瓜吃法詳見本書 P18

5. 讀者回饋更意外：其實皮也可以吃。

A 組

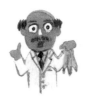

香蕉皮也可以吃！

但千萬要洗乾淨

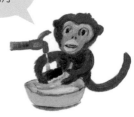

某大學教授說：香蕉皮富含維生素這個那個好多，還有纖維質、蛋白質……

B 組

奇異果我都連皮吃！

毛要先刮掉

某知名 Podcaster 表示：奇異果的皮很營養！

C 組

火龍果的皮也可以吃喔！

外面萼片要拔掉，薄膜也要去除喔！

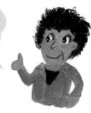

某知名營養師說：火龍果皮很有營養丟掉太可惜，可以涼拌或是炒來吃喔！

. . . .

6. 讀者回饋更更意外（好事）：獲贈各種水果製品。

童嘉老師，我看妳書上有說可以做這個那個，這個送你吃……

其實我們還會把水果做成……給妳試試。

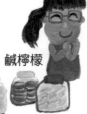

鹹檸檬

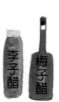

李子醋

梅子醋

脆梅

芒果青

各種果醬

各種果乾

延伸活動篇

（各地學校、團體、讀書會發展出各種不同的、有趣的學習單太太太多，篇幅有限，精選兩則）

. . . .

1. 吃吃看、比比看活動。

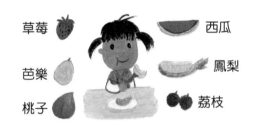

題目 A：吃三（或五）種不同的連皮吃的水果，並畫下來。

題目 B：吃三（或五）種不同的去皮才能吃的水果，並畫下來。

進階題：看籽猜水果

草莓　西瓜　芭樂　鳳梨　桃子　荔枝

. . . .

2. 試試看、做做看活動。

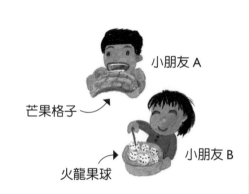

題目 A：說出你自己覺得最特別的水果吃法，並畫下來。

題目 B：選一樣你最想吃的書裡面介紹的水果吃法，和家人一起試切、試吃看看，並且記錄下來。

小朋友 A

芒果格子

小朋友 B

火龍果球

. . . .

※ 延伸好物推薦：

親子共讀影片

水果 LINE 貼圖

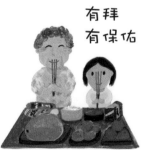

有拜有保佑

【圖解】就愛吃水果（暢銷增訂版）

挑選、保存、洗切方略，享受台灣四季水果盛宴不求人

作　　者：童　嘉
繪　　圖：童　嘉
封面設計：謝彥如
美術設計：陳慧洺
特約編輯：黃信瑜

社　　長：洪美華
總 編 輯：莊佩璇
責任編輯：何　喬

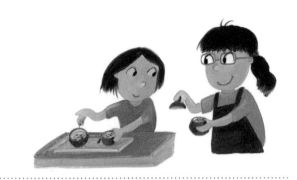

出　　版：幸福綠光股份有限公司
地　　址：台北市杭州南路一段 63 號 9 樓
電　　話：(02)23925338
傳　　真：(02)23925380
網　　址：www.thirdnature.com.tw
E - m a i l：reader@thirdnature.com.tw
印　　製：中原造像股份有限公司
二　　版：2020 年 8 月
三　　版：2024 年 10 月
郵撥帳號：50130123 幸福綠光股份有限公司
定　　價：新台幣 480 元（平裝）

本書如有缺頁、破損、倒裝，請寄回更換。
ISBN 978-626-7254-53-0
總經銷：聯合發行股份有限公司
新北市新店區寶橋路 235 巷 6 弄 6 號 2 樓
電話：(02)29178022　傳真：(02)29156275

國家圖書館出版品預行編目資料

【圖解】就愛吃水果：挑選、保存、洗切方略，
享受台灣四季水果盛宴不求人 / 童嘉圖 . 文 . --
三版 . -- 臺北市：幸福綠光, 2024.10

　　面；　公分 . --

ISBN 978-626-7254-53-0(平裝)

1. 水果 2. 營養 3. 健康飲食

411.3　　　　　　　　113009951

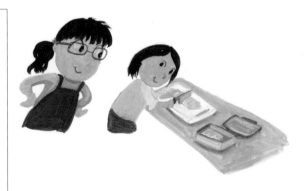